면역력의 왕,
규소의 힘

면역력의 왕, 규소의 힘

발행일	2020년 12월 4일 초판 1쇄		
	2023년 12월 27일 초판 2쇄		

지은이	정진형		
펴낸이	손형국		
펴낸곳	(주)북랩		
편집인	선일영	편집	정두철, 윤성아, 최승헌, 배진용, 이예지
디자인	이현수, 김민하, 한수희, 김윤주, 허지혜	제작	박기성, 황동현, 구성우, 권태련
마케팅	김회란, 박진관, 장은별		
출판등록	2004. 12. 1(제2012-000051호)		
주소	서울특별시 금천구 가산디지털 1로 168, 우림라이온스밸리 B동 B113~114호, C동 B101호		
홈페이지	www.book.co.kr		
전화번호	(02)2026-5777	팩스	(02)2026-5747

ISBN	979-11-6539-507-0 03510 (종이책)	979-11-6539-508-7 05510 (전자책)

이 도서의 국립중앙도서관 출판예정도서목록(CIP)은 서지정보유통지원시스템 홈페이지(http://seoji.nl.go.kr)와
국가자료공동목록시스템(http://www.nl.go.kr/kolisnet)에서 이용하실 수 있습니다.
(CIP제어번호: CIP2020051174)

(주)북랩 성공출판의 파트너

북랩 홈페이지와 패밀리 사이트에서 다양한 출판 솔루션을 만나 보세요!

홈페이지 book.co.kr • **블로그** blog.naver.com/essaybook • **출판문의** book@book.co.kr

난치병 치료제로 떠오르는 천연 미네랄 '실리카'의 비밀

면역력의 왕, **규소의 힘**

정진형 지음

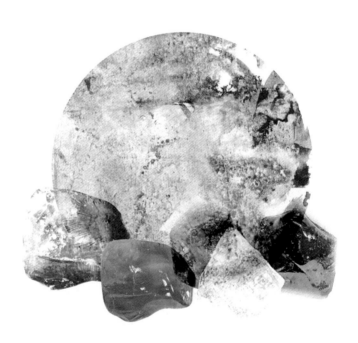

먹고, 바르고, 뿌리며 인류를 구원하다!
우리가 모르는 치유물질 규소의 모든 것

북랩 book Lab

인류를 구할 치유물질
규소!

세계 각국 보완대체의학 사용 증가

현대 정통의학의 눈부신 발전으로 생명 연장의 업적을 이루었음에도 최근 전 세계는 보완대체의학에 대한 관심이 증폭되고 있다. 웰빙(Well-Being)과 자연주의에 대한 선호는 건강관리 및 질병 치료를 기존 정통의학(Conventional Medicine)에서 보완대체의학(CAM: Complementary and Alternative Medicine)으로 확장해 가고 있다.

이는 의학적 발전에도 암을 비롯한 고혈압, 당뇨병, 만성 퇴행성 질환 등 각종 성인병에 대한 치료와 예방은 완벽하게 진행되지 못하고 치료 과정에 항생제, 항염제, 진통제의 남용과 항암·수술요법에 대한 회의가 지배적이기 때문이다.

보완대체의학은 인간의 존엄성을 중요시하며 인체의 항상성

(homeostasis) 원리에 입각하여 비수술, 비약물 요법으로 전인치유적 치료(whole medicine)를 수행하는 미래형 의료서비스를 제공한다(Jeong 2017).

하버드대학의 데이비드 아이젠버그가 1997년 「미국인들의 보완대체의학 이용 실태」를 발표하여 반향을 일으킨 이후 미국이 대체의학을 보건·의료분야에서 공식적인 의학 체계로 인정하면서 세계 각국에서 보완대체의학에 대한 연구와 사용이 증가하고 있다.

스위스의 경우, 2009년 국민투표를 통해 전체 유권자 67%가 동의해 보완대체의학의 다섯 가지 치료법을 보험에 적용할 것을 의결했다. 이를 보면 의료 선진국들은 의료 환경 변화에 능동적으로 대처하고 있음을 알 수 있다.

한국 국민 대다수도 정통의학과 보완대체의학을 병행해서 치료받고 있는 것으로 나타나고 있다. 만성 성인병 환자는 물론 암 환자의 경우 보완대체의학 이용률이 전체 환자의 60% 이상을 육박하고 있는 것으로 파악되고 있다. 하지만 검증되지 않은 보완대체요법의 피해 사례도 늘고 있다.

미국 국립보건원(National Instituts of Health, NIH) 산하 보완대체의학센터는 보완대체의학을 4개 하위의 분야에 종합의료체계를 더하여 5가지 영역으로 구분했고, 2002년 3월 미국 WHCCAMP(백악관 보완대체의학정책위원회)는 CAM(보완대체의학)을 주류 의료계와 의학교육에 통합하는 방안을 제시했다.

종합의료체계(whole medical systems)는 각 문화권에서 고대부터 전래되어 오던 독립적 체계를 갖춘 의학으로 전통중의학(traditional Chinese medicine), 아유르베다의학(Ayurveda medicine), 동종요법 (homeopathy), 인디언의학(native American medicine), 티벳의학, 자연 치유의학(naturopathy medicine) 등이 여기에 해당한다.

수기의학(manipulative medicine)은 환자의 신체 부위에 손을 접촉해 신체의 일부 또는 여러 부위의 조작과 움직임을 활용한다.

카이로프랙틱(chiropractic), 침술(acupuncture), 척추지압요법, 정골 요법(osteopathic therapy), 두개천골요법(craniosacral therapy), 마사지 요법(therapeutic massage), 발반사요법, 알렉산더요법, 필라테스, 근육 내 자극요법(intramuscular stimulation therapy), 치유적 터치, 인 대증식요법(prolotherapy), 테이핑요법(taping therapy), 수치료(hydro-therapy), 고열요법(hyperthermia therapy) 등이 이용된다.

심신의학(mind-body medicine)은 인간 정신의 능력을 고양해 신체적 기능과 증상에 영향을 미치는 기법으로 마음을 진단하고 치유하여 신체적 질병에 도움을 주는 의학을 말한다.

명상(meditation), 바이오피드백(biofeed back), 아로마요법, 원예치료, 기도요법(prayer therapy), 최면요법(hypnosisthrapy), 바크플라워요법, 심상요법(imagination therapy), 신경언어프로그램(neuro-linguisticprogram), 지지표현집단요법(supportive-expressive group thcrapy), 미술요법(art therapy), 춤요법(dance therapy), 태극권요법(Tai chi therarapy), 요가요법(Yoga therapy) 등이 활용된다.

다음은 에너지 의학(energy medicine)으로서 인간의 구성요소를 육체, 에너지, 마음으로 보고 주로 에너지 구조에 대해 진단하고 치료하는 의학 체계로서 미래 의학의 기반이 될 전망이다.

▶ 생체장 치료(biofield therapies)는 인체를 둘러싸고 있고 침투한다고 알려진 에너지장에 영향을 미치는 방법을 사용한다. 기공(qigong), 레이키(reiki), 치료적 접촉요법(therapeutic touch), 음향요법(sound therapy), 광선요법(light therapy) 등이 사용된다.

▶ 생체자기 기반치료(bioelectromagnetic based therapies)는 전자기장을 사용하는 방법으로서 자기장요법(magnetic field thera-py), 미세전류요법(microcurrent electrical therapy), 스칼라파요법(scalar wavetherapy), PAP 이온자기요법, 라이프 기계요법, 프

리오르 기계요법, 플라즈마요법(plasma therapy) 등이 응용된다.

　대표적인 생물학 기반 대체의학(biologically based medicine) 영역은 인간의 육체적인 구조에 대해 진단하고 치료하는 분야로서 서양의학에서 심도 있게 연구되지 않았거나 미개척된 부분에 해당한다. 동물, 약초, 광물, 음식을 치료에 활용하고 비타민과 미네랄과 같은 자연에 존재하는 물질들을 주로 사용한다.

　이 분류에 속하는 의학은 식이요법, 분자교정요법(orthomolecular therapy), 동종요법(homeopathy), 세포요법, 산소요법, 영양보충요법(nutrient supplement therapy), 생약요법(herbal medicine), 원예요법, 쥬스요법, 효소요법, 단식요법, 꿀벌요법, 아로마요법, 태반요법, 신경요법(neural therapy), 킬레이션요법(chelation therapy) 등이 있다.

인류, 4,000여 년 전부터 광물성 약재 활용

　이중 광물성 약재는 천연물질의 화학 성분이나 물리적 성질을 이용하여 질병을 치료하는 광물이나 암석 및 생물 화석을 활용한다.

　『본초강목』에 300여 종이 수록되어 있으며 중약대사전의 약재 5,676종 중 광물성 약재가 82종이 포함되어 있다. 『동의보감(東醫寶

鑑)』에 석부 55종, 금부 33종, 옥부 4종 외 수부, 토부 등 총 100여 종의 광물성 약재가 수록되어 있고 대한약전 외 한약규격집 주해서의 약재 514종 중 34종이 광물성 약재에 포함되어 있다.

현재 국내 한방병원에는 석고, 용골, 활석, 석지 및 주사 등 광물성 약재가 처방되고 있으나 정확한 수요량은 알려져 있지 않다. 설사를 멈추는 지사제의 경우 『동의보감』과 현대의학은 동일한 돌가루인 벤토나이트의 제2 학술명(systematic name) 스멕타, 디옥타이트 등 광물 원료를 사용하고 있다. 약국에서 판매되는 풍사환(風瀉丸), 거풍지보단(祛風至寶丹)은 중풍예방, 마비감, 어지럼증 등의 풍기, 머리가 맑지 않아 발생하는 혼모, 풍열 환자 등에게 사용하는데 이 약의 주성분으로는 활석(규소) 225.0㎎이 처방된다.

국내에는 광물성 약재의 용어와 정의에 대한 구체적인 기준이 없고 품질의 표준화가 진행되어 있지 않으나 안전성과 안정성을 높이고 의약품으로서의 체계화가 이루어지면 광물성 약재를 이용한 신약 물질 개발 전망은 밝다고 할 수 있다.

최근 국책사업을 수행하는 한국지질자원연구원 연구진은 2018년 '지질자원연 100주년'을 맞아 '먹는 광물' 개발을 위한 상용화 기술을 선도하면서 광물로 항생제를 대체하는 개량신약 개발에 노력을 기울이고 있다. 실제 일부 광물로 실시한 동물 실험에서 헬리코박터균 치료 등 다양한 질환 치료에 성과를 거둔 것으로 알려져 있다.

수용성규소(실리카)!
미국, 독일, 일본, 한국 등 4대국 신물질로 탄생

이 같은 상황에서 의료 선진국인 미국·영국 의과학자들은 50년 간 진행한 '프레이밍햄 코호트 연구'를 통해 "인체의 노화는 규소의 고갈로부터 시작된다."라고 밝히면서 원자번호 14번인 Silicon(규소)의 중요성을 세상에 알렸다. 그러나 광물성인 이산화규소(SiO_2 / 규석)는 불순물과 소화 흡수 문제로 섭취에 어려움이 따랐으나 의료 선진국들은 첨단과학으로 이를 수용화하여 식용·산업용 등 모든 분야에 적용하고 있다. 즉, 고체인 광물성 이산화규소(SiO_2)를 열 가공하여 이온화한 수용성규소($Na_2SiO_3 \cdot 10H_2O$)인 신물질로 탄생시켜 천연미네랄로 보급하고 있다.

신물질인 수용성규소(실리카)는 미국, 독일, 일본, 한국 등 전 세계 4개국만이 첨단기술로 특허를 획득하여 사용하고 있다.
미국 FDA는 규소를 식품첨가물로 지정하여 활용하고 있다.
독일의 경우 레호름(reform) 검사에서 수용성규소(실리카)를 미네랄로 허가한 후 4대 영양소에 포함시켜 대부분의 가정에서 상비약처럼 비치하고 있다. 독일 레호름 검사는 세계에서 제일 엄격한 식품 평가 기준을 말한다. 레호름 검사는 오염되지 않은 천연원료 사용, WHO가 정해 놓은 의약품 제조 공정 확인, 임상 시험 등 철저한 의학적인 증명 절차를 거쳐야 한다.

일본은 후생노동성의 후원으로 보건기관에서 수용성규소(실리카)를 의료용수로 허가하여 일반인들의 사용을 쉽게 하여 국민 건강을 위한 보건의료체계에 앞장서고 있다. 일본은 2006년 후생노동성 고시 제498호, 식품위생법 제11조 제3항을 통해 규소의 안전성을 고시하면서 성인병을 비롯한 암, 난치병 등 각종 대체의학적 요법에 활용하고 있다. 이들 국가에서는 과대광고가 우려될 정도로 수용성규소(실리카)의 높은 효능성을 입증하면서 이용률이 증가하고 있다.

이어 대한민국 환경부도 수용성규소(실리카)를 수처리제로 허가하고 음용성을 신중하게 인정하고 있어 향후 이 분야의 국내 발전이 기대되고 있다.

먹고! 바르고! 뿌리고!

이웃 나라 일본의 사례를 살펴보면 일본인들은 과학적으로 입증된 수용성규소(실리카)를 먹고, 바르고, 뿌리면서 의사들이 앞장서서 보급하고 있다. 일본 의·과학계는 일본규소의과학회, 일본규소의료연구회, 일본규소요법연구회, 일본규소요법회, 일본규소학회 등의 규소 관련 단체를 설립하여 수용성규소(실리카) 연구를 활발히 진행하고 있다. 이들은 수용성규소(실리카)가 주는 항산화력(환원력), 침투력, 분해력, 항균 살균력, 진통 소염성 등의 특성을 의과학적으로 밝히면서 예방의학 차원에서 국민 건강에 앞장서고 있다.

호소이 무츠다카 원장(피부과)은 저서 『재생의료의 변혁, 규소의 힘』을 통해 "규소가 만능유도줄기세포(iPS)를 활성화한다."라면서 "수용성규소(실리카)가 의료의 가능성을 개척한다."라고 밝히고 있다. 또한, 놀라운 의학적 임상 경험을 소개하고 있다.

일본규소의료연구회는 『의사가 임상한 규소의 힘』을 내놓고 "신의 과업, 장수 유전자의 스위치를 켜는 규소는 빛과 같은 의료 효과"라며 규소의 효능을 부담스러울 정도로 강조했다. 이들은 인체 세포와 인체에너지 체계가 수용성규소(실리카)로 새롭게 태어난다고 주장하고 있는 것이다.

일본규소요법연구회는『절대로 병에 걸리지 않는 건강생활』에서 "수용성규소(실리카)를 만나 정말 행복하다."라며 각종 임상 사례를 제시했다.

요시히데오 야마 의학박사는 "수용성규소(실리카)는 인류를 구할 물질이다."라며 규소 예찬론자가 되었다.

한국에서는 의학계의 거목인 이시형 의학박사와 선재광 한의학 박사가『강력한 규소의 힘과 그 의학적 활용』이라는 책을 통해 "물과 규소야말로 생명의 근원"이라고 주장하고 있다.

대체의학자인 나 또한 수년 전부터 저와 가족, 지인 등 다양한 영역에서 수용성규소(실리카)의 효능과 효과를 검증하고 있다. 천연 성분으로 단일 물질인 규소가 짧은 시간에 인체를 이롭게 하면서 부작용은 발견되지 않는 사례들을 확인하면서 지속적인 연구 의욕을 높이고 있다.

한국에서 수용성규소(실리카)의 보급은 이제 출발 단계이다. 한국 정부와 관련 기관은 국민 건강 차원에서 BGMP(우수원료의약품제조규정) 관련 인증 등 의약품 및 식품 허가 기준을 엄격히 제한하고 있다. 1992년에 특허를 받아 생산하고 있는 H사 제품이 한국에서는 유일하게 미국 FDA TRADING COMPANY에서 무독성 인증을 받았고 환경부에 이어 한국환경수도연구원, 경상남도·경상북도·

전라남도·전라북도 보건환경연구원 등에서 음용수로 적합하다는 인증을 받았지만, 보다 체계적이고 과학적인 노력이 수반되어야 할 것으로 보인다.

의학의 아버지 히포크라테스, 황제내경, 염제, 신농씨, 『본초강목』의 이시진 선생, 『동의보감』의 허준 선생, 동종 요법의 독일 의사 사무엘 하네만 등 이들은 지구상 모든 물질을 스스로 체험하고 인체에 적용하며 살신성인(殺身成仁)의 정신으로 의학을 발전시켰다. 나 또한 재생의료를 위해 수용성규소(실리카)의 세계를 열어 보기 위한 노력이 이 시대 대체의학자의 사명이라고 생각한다.

더구나 수용성규소(실리카)의 원재료인 규석(활석)은 한반도 땅이 세계 최고의 원석 생산지라고 하니 연구와 철저한 검증을 통해 아프고 힘든 이들과 함께 이로움을 나누고자 한다.

위기에서 평화를 기원하며!

대체의학 박사
정진형

차 례

수용성규소(실리카) 임상 및 체험 사례 · 155

신이 주신 선물 수용성규소(실리카) · 203

사전에 등재된 이산화 규소,
실리카(수용성규소)

정의

이산화 규소(二酸化硅素)는 규소(Si)가 공기 중 산소를 얻어 탄생되는데, 화학식은 SiO_2이다.

규산[硅酸, silica(실리카)]이라고도 한다. 모래나 석영, 활석, 운모, 수정, 황토, 맥반석, 게르마늄, 일라이트, 옥돌 등으로 발견되며, 규조류의 세포벽에도 분포한다. 유리나 콘크리트의 주성분으로 지구 지각의 대부분인 27.7%나 차지하는 광물이다.

반응

이산화 규소는 플루오린화 수소 기체 또는 풀루오린화 수소산 액체와 반응시키면 각각 사플루오인화 규소(silicon tetrafluoride) 또는 플루오린화 규소산(hexafluorosilicic acid)이 얻어진다. 또한 고체 상태의 수산화 나트륨과 함께 가열하면 규산 나트륨(sodium silicate)이 얻어진다.

이산화 규소는 천연 실리카의 형태로 존재하는데 이는 통상 먹는 샘물에서 Si(규소)의 함량을 나타내는 기본 화합물로 사용한다.

이산화 규소가 SiO_2를 가진 모든 화합물을 지칭하는 상위 개념이라면, 실리카(수용성규소)는 주로 Si(규소)가 물에 녹아 있을 때를 지칭한다.

2003년 WHO(세계보건기구)는 물속 실리카를 천연미네랄로 규정했다. '먹는 물과 영양'과 관련된 학회에서 WHO는 실리카(수용성규소)를 먹는 물의 필수영양물질 18개 중 한 가지로 꼽았으며 인간에게 필수적이고 중요한 영양물질로 규정했다. 이와 관련해 해외 연구자료 및 에비앙, 피지 등의 먹는 샘물에서도 대부분 실리카 함량을 표기하고 있다.

또한 미국 의생태학저널(2008), 국제생명과학회(2013) 등에서 천연 실리카(수용성규소)가 인간에게 미치는 긍정적인 효과에 대한 연구 결과를 게재했다.

형태

석영, 규석, 견운모, 활석, 수정 등에 존재하는데 실리카(SiO_2)가 가장 보편적인 규소 화합물이다. 물에 용해된 실리카(수용성규소)의 경우 천연 미네랄로 인체에 긍정적인 작용을 한다.

규산, 실리카는 국제 발암성 연구소(IRAC) 실험결과(CAS NO: 37 631-86-9) 3그룹에서 인간에 발암성을 유발하는 물질로 분류하지 않았다(현재 모든 약에 사용하는 이산화규소). 단, 광산 등에서 분진 형태로 호흡기로 흡입하지 않을 것을 경고했다.

규소(Si): 금속과 비금속의 중간 성질. 벼와 같은 식물은 규소가 있어야 성장함. 일부 해양생물은 규소의 유기화합물을 이용해 골격을 구성함. 동물의 대동맥에 많이 함유되어 있는 엘라스틴과 콜라겐의 합성에 필수물질. 녹는점 1414℃, 이온화 에너지 1차: 786.5 kJ/mol, 2차: 1577.1 kJ/mol, 3차: 3231.6 kJ/mol.

출처: 위키백과. 2020. 이산화 규소, https://ko.wikipedia.org/wiki/.

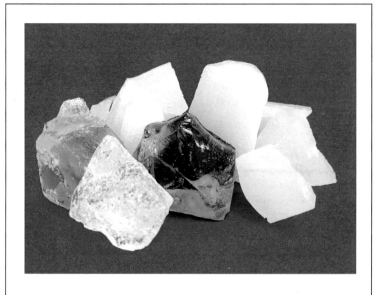

수정같이 아름다운 수용성규소(실리카) 결정체

광물질인 규석(SiO_2)을 용광로에서 1,650도의 고온으로 12시간 이상 가열하면 화산이 폭발할 때 볼 수 있는 시뻘건 용암 상태가 된다. 이 용암이 식으면서 규석(SiO_2)은 수용성규소(Na_2SiO_3·$10H_2O$)로 화학식이 바뀌면서 수용화 단계로 변한다. 이 수용성규소(실리카) 결정체가 13일 정도의 숙성기간을 거치면서 0.4나노(25억 분의1㎜, 모발 굵기의 1/25만)라는 기체 상태의 물질로 이온화되어 물에 녹는 시리포리(Silipoly)가 된다. 수용성규소(실리카) 결정체를 정제수에 넣고 약 800도 고열로 가열하는 증류 액상화 과정을 거치면 액체 규소인 수용성규소(실리카)가 탄생된다.

사진: 안양에서 2015년 9월 15일 김진두 선생 촬영.

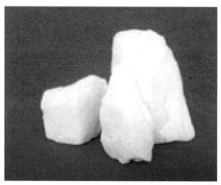

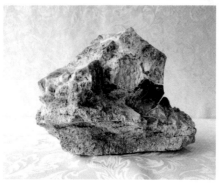

　　『동의보감』에서 활석 또는 곱돌로 불리는 고순도 규석

수용성규소(실리카)의 원료인 규석의 규소 순도는 99.9% 이상이 되어야 좋으며, 한반도에서 생산되는 원석이 세계적으로 품질이 높아 중국 희토류와 함께 중요한 광물질로 평가받고 있다. 일제 강점기에 일본인들은 활석의 약리작용을 익히 알고 본국으로 가져가기 위해 도처에서 막대한 양을 채굴한 기록이 한국광물자원공사에 남아 있다.

사진: 안양에서 2015년 9월 15일 김진두 선생 촬영.

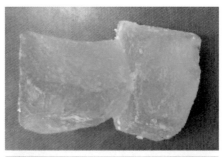

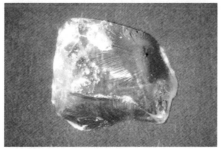

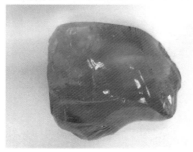

자연계가 만들어 낸 기적의 물질

수정같이 투명하고 아름다운 시리포리(Silipoly)!

수용성규소(실리카) 결정체($Na_2SiO_3 \cdot 10H_2O$) 확대 모습

사진: 안양에서 2015년 9월 15일 김진두 선생 촬영.

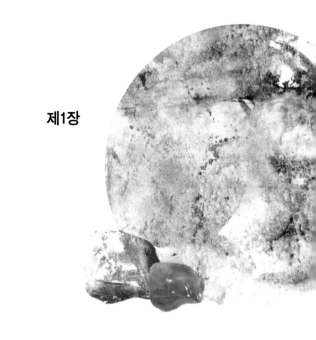

제1장

미래의 의학물질 규소

1.
수용성규소(실리카)!
알츠하이머병 등 치매 예방 효과적

영국 킬(Keele)대학교 엑슬리 박사팀 밝혀

알츠하이머병과 치매 등의 뇌 질환을 겪고 있는 환자들이 수용성규소(실리카)가 함유된 미네랄워터를 복용하면서 인지기능이 개선되었다는 연구 결과가 발표되어 관심을 끌고 있다. 이 같은 내용은 영국 킬대학교의 크리스토퍼 엑슬리(Christopher Exley, The Birchall Centre, Lennard-Jones Laboratories, Keele University, Staffordshire, UK) 박사 등 연구진의 실험 결과에 따른 것으로서 의학 전문 저널 《Journal of Alzheimer's Disease》 최신 호(Vol. 33 No. 2)에 발표되어 전 세계 치매 환자에게 희망을 주고 있다.[1]

연구진은 치매의 원인 물질로 파악되는 알루미늄이 수용성규소

---

1) Journal of Alzheimer's Disease. 2013. Vol. 33 No. 2: 423-430.

(실리카)가 풍부하게 함유된 미네랄워터를 마시면 체내 알루미늄 수치가 50~70%까지 크게 저하된다는 사실을 밝혀냈다. 특히 체내의 알루미늄 수치 저하는 치매 환자의 지적능력은 물론 인지기능 개선의 효과도 있는 것으로 파악되었다.

이 연구는 15명의 알츠하이머병 환자 그룹과 비교 그룹인 간병인 또는 배우자인 남성 15명과 여성 15명을 선정하여 실시되었다. 실험은 일차적으로 연구에 참여한 환자 그룹과 비교 그룹의 신체 내 알루미늄 수치를 측정하고 각각의 인지기능을 평가한 후 12주간 매일 규소가 많이 함유된 최대 1리터의 미네랄워터를 마시게 했다. 연구에 사용한 미네랄워터는 말레이시아산(産) '스프리써(Spritzer)'로, 수용성규소(실리카)가 풍부하게 함유되어 있다.

12주 후 대상자들의 알루미늄 수치는 적게는 50%, 최대 70%까지 저하된 것으로 나타났다. 중요한 점은 수용성규소(실리카) 복용 시 환자 그룹과 비교 그룹 모두에서 철, 구리 등 인체 필수 미네랄은 소변을 통해 배출되지 않았고 알루미늄만을 배출했다는 사실이다. 이어 연구진은 알루미늄 수치의 변화가 환자의 인지기능에 미치는 영향을 조사했다. 인지기능평가는 알츠하이머병의 인지기능 평가 스케일인 ADAS-Cog(Alzheimer Disease Assessment Scale-

Cognitive)법을 사용해서 측정했다. 그 결과 15명의 환자 중 3명은 실제로 '본질적(임상적인, substantially)' 인지기능이 개선된 것으로 확인되었으며 나머지 8명은 인지기능이 실험 시작 시점과 비교하여 더 이상 저하되지 않는 것으로 나타났다.

엑슬리 박사는 "인지력에 변화가 있었다는 사실은 매우 놀랄 만한 일이었으나, 특히 이처럼 단기간에 변화가 나타났다는 것은 믿을 수 없는 일이다."라며 임상 소견을 밝혔다. 또 "규소가 많이 함유된 미네랄워터를 마시면, 신체의 알루미늄이 혈액 중에 모여서 소변으로 배출되는 것으로 보인다."라며 알루미늄성 치매에 대한 규소의 작용을 설명했다.

엑슬리 박사는 "최근 수십 년간 인간의 알루미늄 노출에 따른 알츠하이머병과의 사이에 설득력 있는 관계('알루미늄 가설')가 존재한다."라고 지적하고 있다.

이 연구는 알루미늄의 신체 배출을 촉진하는 간단한 방법으로서 규소가 많이 함유된 미네랄워터를 음용할 경우 알루미늄을 배출시켜 인지기능을 개선할 수 있다는 상관관계를 제시하고 있다. 이 같은 내용을 2012년 연합뉴스를 비롯한 주요 언론 매체가 대대적으로 보도한 후 한국 의과학계에서는 수용성규소(실리카)에 대한 관심이 높아지고 있다.

일부 과학자들은 알츠하이머병은 뇌에 알루미늄이 축적되는 것으로 나타나며 음료수에 포함된 알루미늄의 농도가 높은 지역에서 알츠하이머병 발병률이 높다는 점을 밝히고 있다. 그리고 알루미늄이 알츠하이머병의 유발물질 중 하나일 수 있다는 '알루미늄 가설'을 내세웠다. 알루미늄의 인체 축적이 알츠하이머병의 병변인 뇌에 생기는 아밀로이드 반점과 신경원섬유 변화와 상관이 있다고 과학계는 보고하고 있다.

이와 관련해 WHO(세계보건기구)가 연구·검토한 결과, "한마디로 이 가설을 기각할 수는 없다."라며 알루미늄이 알츠하이머병과 관계가 있을 수 있다는 가설을 인정했다. 즉, 우리들의 생활 속에서 알루미늄 접촉이 알츠하이머병을 유발한다는 논리이다.

동일한 견해를 가지고 살펴본다. 지구상에서 가장 많은 원소부터 나열하면 산소(46%), 규소(28%), 알루미늄(8.2%) 순이다. 원소기호 14인 규소(Si)의 표준 원자량이 28.085, 공유반지름 111pm, 결정 구조는 면심입방정계(fcc)이다. 원소기호 13인 알루미늄(Al)은 원자량이 26.985, 공유반지름 118pm으로 규소와 같은 면심입방정계이다. 이들의 질량과 크기가 비슷한 점을 고려하면 규소의 특성상 알루미늄을 상쇄시킬 수 있다는 가설을 세울 수 있다.

쉽게 이야기하면 뇌 질환을 유발하는 알루미늄을 크기가 비슷한 유익한 규소가 밀어내어 질병을 치료한다는 논리이다. 자세한 내용은 뒷장 규소의 특성과 효능, 작용기전에서 자세히 살펴볼 수 있다.

알루미늄은 전성과 연성이 뛰어나고 전기 전도성도 좋아 고압전선의 재료로 쓰이고 광택의 우수함, 산화 피막 형성 등 녹이 슬지 않아 비행기 날개, 창틀 재료 등 산업 전반에 걸쳐 우리 생활 도처에 사용되고 있다. 알루미늄은 캔, 수돗물 응집제, 포일, 과자 봉지, 주방 용기 등으로도 많이 쓰이고 있어 인체 알루미늄 노출은 역대 최고 수치를 기록하고 있다. 높아지는 알루미늄 사용량에 비례하여 관련 질병 유발에 대한 우려가 높아지는 상황이다.

이와 관련해 엑슬리 박사는 "이 연구는 알츠하이머병의 '알루미늄 가설'에 대한 엄격한 연구의 첫걸음"이라며 "이 가설은 유일한 직접적이고 윤리적인, 허용 가능한 실험적 연구이다."라고 밝혔다. 이어 그는 "신체의 알루미늄 수치를 실용적인 하한치까지 떨어뜨리는 것이 알츠하이머병의 발생률, 진행, 중증도(重症度)에 영향을 미치지 않는다는 '부정하기 위한 가설'을 조사했다."라며 향후 지속적이고 구체적인 연구의 필요성을 언급했다.

특히 박사는 "이 연구의 놀라운 결과는 파괴적인 뇌 질환 질병과 싸울 방법을 발견하여 환자에게 희망이라는 빛을 던져 주고 있다."

"알츠하이머병이라는 뇌 질환은 현재까지는 유효한 치료법이 없다."라면서 수용성규소(실리카)의 중요성을 강조했다.

WHO, 규소 필수영양물질로 규정

광물질 규소가 산소와 결합하면 이산화규소(SiO_2) 상태가 되며 이는 통상 규소, 규석, 규산, 실리콘 등으로 불린다. 규소가 물에 녹아 있는 상태를 천연 실리카라고 하는데 WHO(세계보건기구)는 2003년 '먹는 물과 영양' 학회에서 먹는 물의 필수영양물질 18개 중 하나로 실리카를 지정했다. 즉, 규소를 인간에게 필수적이고 중요한 물질로 규정했다는 것이다.

이에 따라 해외 연구자료 및 에비앙, 피지 등의 먹는 샘물에서도 대부분 실리카 함량을 표기하고 있으며 미국 의생태학저널(2008년), 국제생명과학회(2013년) 등에서 "(천연)실리카가 인간에게 미치는 긍정적인 효과에 대한 연구 결과"를 게재했다.

2.
인체 노화는 규소의
고갈로부터 시작된다

미·영 과학자 프레이밍햄 연구 결과

"인체의 노화는 규소의 고갈로부터 시작된다."라는 연구 결과가 미국·영국 두 나라의 과학자들이 30여 년간 진행한 '프레이밍햄 연구'에서 밝혀져 규소의 중요성이 증폭되고 있다.[2]

미·영 의과학자들은 식생활이 인체 건강에 미치는 영향을 조사하기 위해 1940년부터 미국 매사추세츠에 있는 도시 프레이밍햄에서 주민들을 대상으로 대규모 코호트 연구(Cohort Study)를 실시했다. 코호트 연구는 현대 역학(疫學; epidemiology) 연구에서 가장 중

---

[2] Shivani Sahni, Kelsey M. Mangano, Robert R. McLean, Marian T. Hannan & Douglas P. Kiel. 2015. Dietary Approaches for Bone Health: Lessons from the Framingham Osteoporosis Study. Nutrition, Exercise, and Lifestyle in Osteoporosis.Current Osteoporosis Reports volume 13: 245-255.

요한 조사 방법 중 하나로서 전향적 추적 조사를 의미한다.

코호트 연구(Cohort Study)는 공통적인 특성을 가진 인구 집단 (cohort)을 선정하여 연구 시작 시점에서 질환 요인에 노출된 집단과 노출되지 않은 집단을 일정 기간 추적하여 특정 질병의 발생 여부를 관찰하는 요인대조 연구라고도 한다.

1940년 미·영합동연구팀은 참여 주민들을 대상으로 식단 조사와 함께 혈압, 혈청, 지질(脂質) 등 건강을 조사를 실시했다. 이후 한 세대, 30년이 지난 1970년대에 연구팀은 당시 연구에 참여한 사람들과 자녀 등 30세부터 87세까지 남녀 약 2,800여 명을 대상으로 식생활과 건강 상태를 재조사했다. 그 유명한 '프레이밍햄 자손 연구(Framingham Offspring Study)'가 실시된 것이다.

현재까지도 이 연구 조사는 영양학, 병리학 등 의과학 전반에 활용되고 있는데 유전 독성, 즉 식생활이 자녀들에게 미치는 영향을 중심으로 진행되었다.

조사에는 '음식에 들어 있는 규소의 양이 골밀도에 미치는 영향'을 파악하기 위해 척추(허리뼈)나 인체의 가장 큰 뼈인 대퇴골의 경부(大腿骨頸部) 골밀도를 측정하였다. 그 결과 규소 섭취량이 많을수록 골밀도가 높다는(대퇴골경부) 사실이 남성과 폐경 전 여성 그룹 조사에서 파악되었다.

규소 섭취량과 관련해서 1일 40㎎ 이상의 규소를 음식으로 섭취한 그룹은 1일 섭취량이 14㎎ 이하인 그룹보다 10%나 골밀도가 높게 나타났다.

또 식사로 얻는 칼슘 섭취량과 관련한 골밀도의 격차는 가장 많은 그룹과 가장 적은 그룹의 차이가 5% 선에서 그치는 결과가 나타났다.

결론적으로 뼈 건강에는 규소 섭취가 칼슘 섭취보다 더 효과가 있음을 알 수 있었다.

이 같은 연구 결과는 또 한 세대, 60년이 지난 2004년 4월에 이르러 "인체의 뼈 성장에는 칼슘뿐만 아니라 규소도 필요하며 양질의 뼈는 규소 섭취량과 관련이 있다."라고 발표되기에 이르렀다. 다시 말해 골다공증은 칼슘 부족이라기보다 규소의 부족에서 비롯된다는 사실을 밝혀낸 것이다.

규소는 체내에 흡수된 칼슘을 뼈로 운반하는 화물차 같은 역할을 하며 또한 뼈에 존재하고 있는 규소는 콜라겐을 만들기도 하며 규소가 운반해 온 칼슘을 뼈에 부착시키는 작용을 수행한다. 인체 60여조 개의 세포는 콜라겐이 접착제가 되어 각 세포를 강력하게 접착함으로써 인체의 형태가 유지된다는 사실을 의학은 설명하고 있다.

인체 형태 유지에 있어 접착제인 콜라겐이 결핍되면 각 세포의 결합이 느슨해져 피부에 주름이 생기고 인체 각 기관들은 노화되기 때문에 여성들의 피부 미용에 콜라겐의 중요성이 강조되고 있음을 알 수 있다.

이 연구조사를 통해 콜라겐을 만드는 재료가 규소임이 밝혀졌다.

60여 년간 미국 프레이밍햄에서 진행한 코호트 연구(Cohort Study) 결과는 규소가 건강이나 인체에 미치는 효과를 명확하게 세상에 내놓은 자료로, 향후 규소 연구의 성장 발판을 마련한 중요한 실험으로 평가되고 있다. 이 연구를 통해 규소가 인체의 모든 조직과 장기의 주요 재료로서 전신 건강의 필수물질임이 명확해졌기 때문이다.

3.
수용성규소(실리카)의 힘!

규소가 인체에 미치는 영향에 관한 학계의 연구 동향

섭취 골밀도 강화시켜

규소 섭취가 골격 유지에 도움이 되며 특히 피질(皮質)에 유익하다는 연구 결과가 발표됐다. 규소 섭취와 골밀도와의 상관관계를 조사한 임상 시험에서 남성과 가임 여성을 대상으로 엉덩이뼈 부분 4곳을 조사하자 이같은 결과가 나타났다.

대상자들을 두 부류로 나누어 일일 40㎎ 이상 복용한 고농도군과 14㎎을 투여한 저농도군을 비교한 결과, 골밀도에 10% 정도까지 차이가 있음을 알 수 있었다.[3]

---

3) Jugdaohsingh, R., Tucker, K. L., Qiao, N., Cupples, L. A., Kiel, D. P., and Powell, J. J. 2004. Dietary silicon intake is positively associated with bone mineral density in men and premenopausal women of the Framingham Offspring cohort. Journal of Bone and Mineral Research, 19(2): 297-307.

관절염, 심장 질환에 유용

미국 의사인 바슬러(T. J. Bassler) 박사는 인체조직 내 규소 농도가 높은 운동선수보다 조직 내 규소 농도가 낮은 운동선수가 근골격계 부상이 높아진다는 사실을 밝혀냈다.

이는 규소가 결합조직의 중요한 구조성분을 차지하기 때문에 관절염에 유용하다는 논리이다.[4]

또 바슬러(T. J. Bassler) 박사는 마라톤 육상 선수들은 죽상경화증으로 인해 혈관 내 콜레스테롤과 지방성물질이 축적되어 판을 만드는 현상인 죽상경화판(Atherosclerotic Plaques) 때문에 심장 질환을 유발할 수 있다고 지적하고 규소의 필요성을 강조했다.[5]

섭취 시 알츠하이머병 예방

프랑스에서 시행된 연구에서 마시는 물에 들어 있는 높은 규소 농도가 알츠하이머병을 예방할 수 있다는 결과가 나왔다.

토울로우스의 카셀라르딧 병원의 길레트-쿠욘넷 박사팀은 음료수에 들어 있는 규소가 알루미늄성 치매에 의한 인지기능 저하와 관련이 있음을 밝혔다.

---

4) 영국 의학저널 《British Medical Journal》.
5) 미국 내과 전문잡지 《Annals of Internal Medicine》.

이 연구는 프랑스 5개 도시에서 선별된 75세 이상 연구 대상자들의 1992년과 1994년 사이의 정신 상태를 평가 설문지 방식으로 기준상태를 평가해서 분석한 결과이다. 조사 결과 알츠하이머병을 가진 여성들은 일일 규소 섭취량이 4mg 이하로 증상이 없는 환자들에 비해 적게 섭취하는 것으로 나타났는데 이는 정상인보다 2.7배나 낮은 수치이다.

연구팀은 이 같은 수용성규소(실리카) 섭취량과 알츠하이머병 간의 연관성을 미국 임상영양학 저널(American Journal of Clinical Nutrition)에 보고하였다.[6]

알루미늄 독성제거로 퇴행성 뇌 질환 개선

규소가 알츠하이머 증후군을 유발하는 베타아밀로이드 침착으로 이루어진 비정상적인 물질들이 모여 있는 노인성 신경 반(Senile Plaque)과 신경원섬유 매듭이 있는 신경세포에서 알루미늄 독성을 제거하는 것으로 밝혀졌다.

이는 규산의 수소 원자가 알루미늄, 칼슘, 마그네슘, 나트륨 등의

---

6) Gillette-Guyonnet, S., Andrieu, S., Nourhashemi, F., de La Guéronnieère, V., Grandjean, H., and Vellas, B. 2005. Cognitive impairment and composition of drinking water in women: findings of the EPIDOS Study. The American journal of clinical nutrition, 81(4): 897-902.

금속 원자를 치환시킨다는 임상소견이다. 현재 미국은 65세 이상 인구 중 약 10%가 알츠하이머병을 앓고 있는 것으로 추산되며 비율은 연령이 높을수록 증가하고 있어 규소의 약리작용에 대한 관심이 높아지고 있다.[7]

피부 노화 지연·원기 향상 미용 효과

규소가 피부 노화 과정을 지연시키는 것은 물론 모발에 광택을 주고 탄력과 원기를 향상한다는 시험 결과가 발표됐다.

이는 규소가 엘라스틴과 콜라겐의 합성 과정에 관여함으로써 피부와 혈관 벽(Vascular walls)을 재생시킨다는 논리이다. 콜린이 안정화된 올소실리케이트(Choline-stabilized orthosilicate)는 생물학적으로 이용 가능한 규소의 형태이며, 동물의 진피 내 하이드록시프롤린(Hydroxyproline)의 농도를 증가시키는 것으로 나타났다.

즉, 수용성규소(실리카)를 20일 동안 섭취하면 피부 표면이나 피부의 물리적 성질 그리고 손상된 모발과 손톱에 좋은 효과를 미치는 것으로 연구 결과는 설명하고 있다.[8]

---

7) Birchall, J. D., and Chappell, J. S. 1988. The chemistry of aluminum and silicon in relation to Alzheimer's disease. Clinical Chemistry, 34(2): 265-267.

8) Trincǎ, L., Popescu, O., and Palamaru, I. 1999. Serum lipid picture of rabbits fed on silicate-supplemented atherogenic diet. Revista medico-chirurgicala a Societatii de Medici si Naturalisti din Iasi, 103(1-2): 99-102.

동맥경화 예방

수용성규소(실리카) 섭취가 동맥경화 예방에 탁월한 효과가 있는 것으로 나타났다.

의학 및 관련 생물의학 분야 저널인 엘스비어(https://www.journals.elsevier.com/medical-hypotheses) 등에 나타난 연구 결과를 보면 규소는 점액다당류(Mucopolysaccharide)와 콜라겐의 합성을 촉진하는 데 있어서 생리학적으로 필수적인 역할을 담당하는 것으로 분석됐다.

토끼를 대상으로 한 실험을 보면 수용성규소(실리카) 섭취의 증가가 콜레스테롤에 의해 유발되는 죽종 형성(Atherogenesis)을 방해하는 것으로 분석됐다.

연구 자료에 따르면 규소 보충이 내피에서 과다한 혈관 내막 증식(Intimal hyperplasia)을 억제하는 페파란 설페이트 프로테오글리칸(Heparan sulfate proteoglycan)의 생성을 자극할 것으로 분석되는데, 이는 동맥경화 예방 효과와 연관성이 높은 것으로 파악된다.

노화 및 신생물 발생 억제

규소가 생물의 생장을 위해 본질적으로 필요한 미량원소이며 동맥경화나 노화 및 신생물의 발생을 억제하는 역할을 한다는 학계의 주장이 관심을 끌고 있다.

규소가 동맥경화 발병을 늦추고 관련 질병의 전이 속도를 감소시
킨다는 연구 결과가 나왔기 때문이다.[9]

뼈 형성 촉진 및 골다공증 예방

규소 성분이 뼈의 형성을 촉진할 뿐만 아니라 뼈의 손실을 막아
주며 갱년기 여성의 퇴행성 골다공증에 치료요법으로 이용할 수
있다는 연구 결과가 나왔다.

이 같은 결과는 쥐의 난소 절제로 인해 야기되는 골 손실 예방
효과와 골 결핍증(Osteopenia)이 뼈 손실에 어떠한 영향을 미치는
지에 대한 실험에서 밝혀졌다.

연구는 15마리의 쥐를 3개 그룹으로 나누어 진행했다. 첫 번째
난소 절제군은 500mg/kg의 규소가 함유된 식이를 공급하였고 두
번째 난소 절제군과 세 번째 비절제군 그룹에는 규소 보충을 하지
않았다.

뼈 축 방향이나 난소를 절제한 부위와 주변 부위를 통해 자료를
얻은 결과, 규소를 보충한 난소 절제 그룹에서는 뼈의 손실이 없는

---

9) Mancinella, A. 1991. Silicon, a trace element essential for living organisms. Recent
    knowledge on its preventive role in atherosclerotic process, aging and neoplasms. La
    Clinica Terapeutica, 137(5): 343-350.

것으로 나타났다.[10]

뼈와 결합조직에 이로움

뼈와 결합조직에 규소가 이로운 영향을 미치는 것으로 나타났다. 규소가 결핍된 사료를 섭취한 쥐에서 나타나는 길이 성장의 증가 현상을 조사한 결과, 규소가 뼈와 결합조직에 이로운 영향을 미치고 있는 것으로 밝혀졌다.

실험에서 올쏘규산(Ortho silicate)을 통한 수용성규소(실리카)의 섭취량 증가는 뼈의 무기질 밀도 증가와 연관성이 있음을 보여 주었다.

이 같은 역학적 연구 결과는 규소가 뼈와 결합조직에 이로운 영향을 주고 있음을 밝히는 사례로 평가되고 있다.[11]

성장 촉진에 유익

규소 섭취가 성장을 촉진하는 것으로 나타났다. 이는 병아리를 대상으로 4주간에 걸쳐 규소가 함유된 사료를 먹은 시험 군과 규

---

10) Rico, H., Gallego-Lago, J. L., Hernandez, E. R., Villa, L. F., Sanchez-Atrio, A., Seco, C., and Gervas, J. J. 2000. Effect of silicon supplement on osteopenia induced by ovariectomy in rats. Calcified Tissue International, 66(1): 53-55.

11) Silicon have Beneficial Effect on Bone and Connective Tissue, Journal Bone 43(2008), 596~606.

소가 결핍된 시험군 간 비교 시험 결과에서 나타났다.

시험 결과 규소가 함유된 식이를 섭취한 병아리는 정상적인 성장이 이루어지는 데 반해 규소가 부족한 식이를 섭취한 병아리는 비정상적인 성장을 보여 주었다.

성장과 관련해서 규소성분의 유익한 효과를 확인할 수 있는 사례이다.[12]

섭취 시 건염, 힘줄 파열 부상 감소

수용성규소(실리카)를 지속해서 섭취하면 힘줄염(Tendinitis)이나 힘줄 파열(Tendinous reptures) 같은 운동 부상을 감소시켜 줄 수 있다는 연구 결과가 나왔다.

이 같은 내용은 과격한 신체 활동을 하는 남자 스키선수들을 대상으로 실시한 30㎞, 50㎞의 스키 경기 중 신체적인 스트레스와 아연과 규소량의 상관관계에 관한 연구 결과에서 나타났다.

실험 결과 혈장 내 아연과 규소 농도의 증가는 혈구에서 아연과 규소가 감소하는 것과 관련이 있다는 것을 발견하였다.

경기 전날 선수들의 아연과 규소 간 균형을 측정하고 경기 당일에는 아연 조사와 함께 선수들의 신장과 장을 통한 규소의 체외

---

12)   Birchall, J. D. 1995. The Esentiality of Silicon in Biology. Chemical Society Reviews, 24(5): 351-357.

배출을 조사했다.

그 결과 규소의 체외 배출량은 경기 당일 증가하는 것으로 나타났다. 경기를 마친 후 실시한 조사에서는 경기 당일보다 미량원소의 손실이 현저히 감소했지만, 경기 전보다는 높은 손실률을 보였다.

결론적으로 강도 높은 훈련을 요구하는 운동선수들은 경기가 끝난 이후에도 아연(20~25㎎/일)과 규소(30~35㎎/일)가 포함된 미량원소를 섭취해야 하는 것으로 분석됐다. 과도한 근육 활동에는 아연과 규소가 필요하다는 것이다. 즉, 과격한 신체적인 활동을 요구하는 운동선수들의 경우 결합조직(Connective tissue)의 형성에 필수적인 수용성규소(실리카)가 포함된 미네랄 함유 음료수의 섭취는 힘줄염(Tendinitis)이나 힘줄 파열(Tendinous reptures) 같은 부상을 감소시켜 준다고 연구 결과는 설명하고 있다.[13]

---

13) Nasolodin, V. V., Rusin, V., and Vorob'ev, V. A. 1987. Zinc and silicon metabolism in highly trained athletes during heavy exercise. Voprosy pitaniia, (4): 37-39.

4.
규소! 규소! 규소를 말하다!

▶ **성경 시편 제114편 8절**

"저가 반석을 변하여 못이 되게 하시며 차돌로 샘물이 되게 하셨도다."

▶ **이시형(대한민국/의학박사)**

"규소는 강력한 항산화물질이어서 인체의 노화를 방지하고 상처 입은 인체를 수리, 회복합니다. 또한 뇌 피로 회복에 유익하며 모세혈관, 장의 내막, 뇌, 심장 등 생명과 직결되는 기관에서는 규소가 중요한 작용을 합니다."

▶ **선재광(대한민국/한의학박사)**

"고혈압을 약 없이 극복하고 혈관을 튼튼히 하려면 규소를 섭취하십시오."

▶ **정진형(대한민국/대체의학박사, 전북대학교 특임교수, 전주대학교 의과학대학 객원교수)**

"수용성규소(실리카)는 대체의학이 추구하는 비수술 비약물요법을 보완 대체할 수 있는 신물질로서 인간의 건강 레벨을 높이고 지구 환경을 유익하게 개선할 수 있는 탁월한 에너지체입니다."

▶ **요시히데오 야마(일본/의학박사)**

"수용성규소(실리카)는 인류를 구할 물질입니다."

▶ **루이스 파스퇴르(프랑스/세균학자)**

"규소는 치료 분야에서 커다란 역할을 하고 있습니다."

▶ **아돌프 부트넌트(독일/노벨상 수상자)**

"규소는 태고로부터 현재에 이르기까지 생명체의 탄생과 유지에 필수 불가결한 물질입니다."

▶ **크리스토퍼 엑슬리(영국/킬대학 교수)**

"규소가 인체 내에 축적된 알루미늄을 배출함으로써 뇌의 인지기능을 향상해 치매의 진행을 늦추거나 예방할 수 있습니다."

▶ **클라우스 슈헬츠/데이비드 밀턴(미국/캘리포니아 UCLA주
립대학교 교수)**

"규소가 부족하면 쥐의 체중 증가에 지장을 초래하는 실험
에서 규소는 동물의 성장 촉진에 영향을 주는 것이 확실합
니다."

▶ **리하르트 볼프트(호주/식물학자)**

"쇠뜨기를 차로 끓여 마시면 쇠뜨기의 규소가 세포를 활성
화하고 암세포를 파괴합니다."

▶ **나카무라 요이치(일본/도쿄대학 교수)**

"칼슘과 인이 동물의 골격을 형성하는 것 같이 규소는 식
물의 골격이라 할 수 있는 식이섬유의 주요 성분입니다."

▶ **노보루 야마노이(일본/생체물리의학자)**

"수용성규소(실리카)는 인체를 깨끗이 디톡스합니다."

▶ **가네코 쇼하쿠(일본/규소응용개발연구소장)**

"수소는 활성산소와 결합하여 물이 되어 체외로 배출하고
임무를 마치지만, 수용성규소(실리카)는 활성산소를 무해
한 산소로 만들어 체내에서 이용하게 하고 그 후에도 수많
은 임무를 수행합니다."

▶ 후지누마 히데미츠(일본/의학박사)

"평소의 치료와 수용성규소(실리카)를 병행하여 암, 당뇨병, 뼈 건강에 더 좋은 효과가 있었습니다."

▶ 칸노 미츠오(일본/의학박사)

"수용성규소(실리카)는 암 극복의 새 시대를 여는 구세주입니다."

▶ 나이토 마레오(일본/의학박사)

"수용성규소(실리카)는 체내에 축적된 중금속을 부작용 없이 배출합니다."

▶ 호소이 무츠다카(일본/의학박사)

"수용성규소(실리카)는 인체 내 IPS(유도만능줄기세포)를 활성화하며 소식과 규소로 난치병 극복의 길을 열어 갑니다."

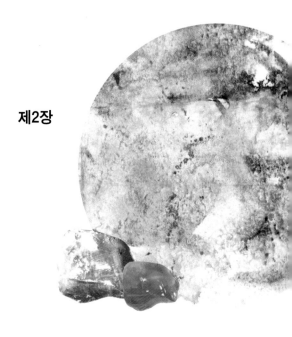

제2장

흙의 제왕 규소

1.
규소,
4,000년 전부터 의료에 활용

시원 태곳적 조류(식물)가 화석화된 광물

인간은 흙으로 빚어져 흙으로 돌아간다는 말이 있다. 이는 자연과 인간은 한 몸이기에 인간이 질병에 걸리면 자연계의 천연물을 사용해서 회복할 수 있다는 논리이기도 하다. 규소(珪素)는 지구상에서 산소 다음으로 많은 원소이다. 규(珪) 자가 '王+土+土'로 구성되어 있음을 볼 때 가히 규소(珪素)는 흙 중에 제왕이라고 선인들은 판단했던 것 같다.

과연 그럴까?

실리카(silica)라고도 불리는 원자번호 14번 규소(Si)는 자연 상태에서는 독립적으로 존재하지 않고 산소와 함께 SiO_2 상태로 존재한다. 지구 전체 무게의 약 18%를 이루고 있으며 용암층을 제외한 지각 무게의 약 28%를 차지한다.

이러하니 지구상 대부분 물질은 규소와 결합되어 있는 셈이다. 토르말린, 맥반석, 게르마늄, 옥, 블랙실리카 등 일정한 효능을 발휘하는 돌 성분의 95% 이상이 규소로 결합되어 있다.

최근 충북 영동군 광산에서 발견된 '신비의 광석(견운모, illite)'은 방석, 매트, 천연도료, 장신구, 비료, 흡착탈취제, 정수기 필터 등의 원재료가 된다. 이 역시 규소가 다량 함유된 광물질이다.

원석에 규소 함량이 100%이면 석영이 되고 기타 광물이 함유되어 있으면 규석(차돌)이라고 한다. 석영이 육각 모양을 형성하면 보석으로 널리 알려진 수정이 된다. 수정 목걸이가 원적외선을 발산한다고 하여 여성들이 고가로 구입하여 애용하고 있다. 수정 우린 물이 건강에 특효가 있다는 이야기는 근거가 있었던 것이다. 시중에서 좋다고 하는 양질의 생수는 대부분이 암반수인데, 이는 규소가 풍부하게 함유된 암반층에 물이 저장되었다가 세상에 나온다. 결국 수정수 같은 좋은 물은 수용성규소(실리카)가 풍부하게 함유된 물이라는 것을 알 수 있다.

반도체 생산에 희토류와 함께 빼놓을 수 없는 원료인 실리콘을 먹는다니 이해하기 어렵지만, 어쨌든 규소는 칼슘, 아연, 마그네슘, 구리, 망간, 철, 코발트 등과 함께 동식물의 몸을 구성하는 가장 중요한 필수 미네랄 중 하나이다. 그러나 규소가 원석으로 존재하면 물에 거의 녹지 않아 식용으로는 사용이 부적합하여 주로 반도체, 제철, 유리 가공 등 산업용으로 사용한다.

규소의 시원을 분석해 보자. 태곳적의 모든 조류(식물)는 지구 화산 폭발 후 식으면서 화석이 되어 광물화된 상태이다. 조류는 주로 담수나 해수에 생식하는 수서생물로 세균이나 박테리아 등의 미생물과 플랑크톤에서 다시마나 해초 등의 해조류까지 포함하는 여러 계통의 생물이다. 이들의 공통점은 광합성작용을 한다는 것이다.

이러한 조류 중에 규조류라 불리는 식물성 플랑크톤이 바다나 호수, 토양 등에서 퇴적되어 오랜 세월을 경과하면서 화석이 된다. 조류는 결국 규산이 되어 유리질 형태로 변한다. 고체인 규소도 투명한 유리질이며 순도가 높을수록 투명하고 아름다운 결정체로 탄생된다.

화석이 되지 못한 규조류의 사체는 해저에 퇴적되어 수억 년의 세월에 걸친 지구 조산운동으로 토양이나 광물의 주원료가 되었다. 이런 규소를 흡수하여 자라난 식물이나 어패류에는 규소가 풍부하게 포함되어 있고 이들의 중요 기관 주원료가 되었다. 벼에 규소가 부족하면 줄기가 가늘고 연약하게 자라 쓰러지거나 병충해에 쉽게 감염된다는 사실만 보아도 규소의 중요성을 알 수 있다.

중국, 수정수(水晶水)로 난치병 치료

중국 한의사와 도인들 사이에서 회자하는 재미있는 이야기가 있다. 물이 들어 있는 수정구를 보면서 도를 닦으면 도통한다거나 그 물을 복용하면 만병이 낫는다는 이야기이다. 사실 중국에서는 4,000년 전부터 이 수정수(水晶水)가 만성 위장병, 대장염과 난치병 치료에 사용되어 왔으며 안심입명(安心立命)의 경지를 이루는 비약으로 처방되어 온 한의학의 역사가 있다.

보석 수정(水晶) 속에 규소를 포함한 액체를 함유하는 수정석은 100개 중 1~2개 정도이다. 이러한 현상은 수억 년 전 화산이 분화했을 때 2,000℃ 이상의 고온에서 수정 원석 용암이 물을 둘러싼 채 굳어졌기 때문에 나타난 형태이다. 수정이 광물질 규소(SiO_2)라면 수정수(水晶水)는 인간이 부작용 없이 복용하기 좋은 수용성규소(실리카, SiO_3)인 셈이다. 현재도 다양한 분야에서 크리스털, 즉 수정으로 수정수를 만들어 복용하면 차크라가 정화되어 건강에 도움이 된다며 대체요법으로 활용하는 사례가 종종 보고되고 있다.

실례로 모 선생님이 초등학교에서 과학을 가르치면서 수정수의 과학적 특성을 알아내고자 8명의 학생을 대상으로 블라인드 테스트로 일반 물맛과 수정수의 물맛을 비교 실험해 보았다.

수정수는 맛이 부드럽고 달콤한 끝맛이 났으나 일반 물은 텁텁한 맛이 강하게 나타나 맛의 차이가 분명함을 밝히는 연구였다. 또 pH 실험 결과, 수정수는 알칼리성을 띤 초록색으로 나타났고 일반 정수기 물은 산성 쪽에 가까운 붉은 계열 색으로 나타났다.

결론적으로 수정수의 진동이 물을 알칼리로 변화시켰다고 이해하지만, 과학적인 관점에서 보면 수정 속의 규소 성분이 일부 수용화되면서 물을 알칼리화시킨 것으로 분석된다.

아마존 원주민의 신비한 치료수 '우모(UMO)'는 규소

브라질의 아마존 광산에서는 다량의 질 높은 수정이 생산되는데, 원주민들은 수정안에 들어 있는 물을 '우모(UMO)'라 부르면서 신비의 물로 인식하고 있다. 원주민들이 상처를 입었거나 각종 질병에 걸릴 경우 이 물로 치료하는 사례를 광산 관계자들이 발견하곤 했다. 치료 효과는 대부분 완치 수준에 이르렀다. 광산을 운영하는 유럽인들은 원주민들의 우모 사용을 면밀히 관찰하면서 이 사실을 본국에 알리기 시작했다. 이에 선진국 의료관계자들은 자가용 비행기로 현지에 와서 밀림에 장기 체류하면서 고가로 구한 수정수를 난치병 치료와 불로장수에 사용해 온 것으로 알려졌다. 이들은 특별한 신분의 사람들에게 '우모(UMO)'를 비싼 가격에 정력제와 건강 회복제로 은밀하게 사용해 온 사실이 있다는 것이다.

'우모(UMO)'의 탄생 과정은 이렇게 분석된다. 지구 탄생 45억 년 전에 화산이 폭발하고 지진이 일어나는 등 엄청난 지각 변동을 겪으면서 생명체가 생성됐다. 당시 지구는 마그마가 바다를 이룰 만큼 뜨거워지면서 물질의 분리가 일어나기 시작했다. 중력에 의해 철과 니켈처럼 무거운 원소는 지구 중심에 가라앉았고 압력과 밀도가 높아지면서 핵을 형성하게 되었다. 다만 산소나 해조류로 만들어진 규소 같은 가벼운 원소들은 위로 떠올라 지각을 이루었다는 게 과학계의 설명이다. 그래서 현재 지각에서 가장 많은 물질이 산소와 규소이다.

이 과정에서 규소 성분이 많은 용암은 물과 함께 반응하면서 수정으로 굳어지게 된다. 하지만 광물질인 수정 안에 용액의 상태로 남아있는 물은 수용성규소(실리카) 상태로 존재하게 된다. 이 물질은 아마존 밀림에 '우모(UMO)'라는 이름으로 불리면서 원주민들 사이에 병이 나면 몸을 담그고 먹는 치료제로 사용되다가 수정광산의 개발과 함께 극적으로 발견된 것이다.

현대과학과 의료 선진국들은 이 같은 '우모(UMO)'의 약효를 주시하면서 동일한 효과를 낼 수 있는 용액 개발을 은밀히 추진해 왔다. 규소 성분으로 구성된 광물질인 수정(水晶) 속 수정수(水晶水)의 과학적인 추출 방법을 발명한 것이다. '우모(UMO)'의 '수정수(水晶水)'가 과학의 힘을 빌려 재현한 물질이 100% 천연 수용성규소(실리카) 농축 미네랄 용액이다.

프레이밍햄 연구에서 알 수 있듯이 "인체 노화가 규소의 고갈로부터 시작된다."라는 실험 결과에 따라 전 세계 과학자들은 수용성규소(실리카)의 발명에 심혈을 기울여 왔다.

2.
수용성규소(실리카)!
인류 역사상 가장 위대한 5대 발명품

현대과학 신비의 수정수(水晶水) 재현하다!

앞서 소개한 바와 같이 인류는 규소를 4,000년 전부터 세계 도처에서 의료와 생활에 활용하고 있었다.

중국 한의학에서는 고대부터 각종 난치병에 활용해 왔고 현재의 한의학도 뇌 질환, 심혈관 질환 등에 활석이라는 약재인 규소를 처방하고 있다. 의료 선진국인 영국 킬대학에서 치매 예방과 인지기능 향상에 규소수가 효과가 있다는 사실을 밝혀냈다. 또 미국 프레이밍햄 연구에서는 인체의 규소 고갈이 노화와 직결된다는 실험 결과를 과학적으로 증명했다. 신비한 아마존의 치료수 '우모' 역시 규소수였으며 과학계는 각종 인체·동물 실험에서 규소의 필요성을 제시했다.

그러나 광물질인 규소는 이온화시켜 수용화해야만 독성이 제거

되면서 인체에 적절한 약리작용이 발휘된다. 이에 과학자들이 이 산화규소를 태곳적 지구 환경과 비슷한 방식으로 수용화시키기 위해 노력한 결과, 대한민국과 미국, 독일, 일본 4개국만이 최첨단 기술로 수용성규소(실리카)를 탄생시켰고 전 세계 언론과 과학자들은 "인류 역사상 가장 위대한 5대 발명품 중 하나"라고 수용성규소(실리카) 제조 기법을 평가하고 있다.

현대 과학자들이 신비한 수정수(水晶水)를 재현하는 방법은 다음과 같다.

① 광물질인 규석(SiO_2)을 용광로에서 1,650도의 고온으로 13시간 정도 가열하면 화산이 폭발할 때 볼 수 있는 시뻘건 용암 상태가 된다.

② 이 용암이 약 13일 정도의 숙성기간을 거치게 되면서 0.4나노(25억 분의 1m, 모발 굵기의 1/25만)라는 기체 상태의 물질로 이온화되어 물에 녹는 수용성규소(실리카)의 결정체인 시리포리(Silipoly)가 된다. 이 과정에서 규석(SiO_2)이 수용성규소($Na_2SiO_3\cdot10H_2O$)로 화학식이 바뀌면서 수용화 단계로 변한다.

③ 이 수용성규소(실리카) 결정체를 정제수에 넣고 약 800도의 고열로 가열하는 증류 액상화 과정을 거치면 액체 규소인 수용성규소(실리카)가 탄생된다.

수용성규소(실리카)의 크기

	크기	크기	모발기준
나노미터	1나노미터	1/10억 미터	1/10만
수용성규소 (실리카)	0.4나노미터	1/25억 미터	1/25만
고급화장품	80나노	1/8천만 미터	1/8천

구체적인 단계별 제조 방법은 다음과 같다.

① 용해 단계

규소 성분을 물에 포함하기 위한 규산염 용해 공정을 기본 공정으로 출발한다.

② 양이온 제거 단계

규산염 중 규산나트륨을 사용할 경우 음용수 중에 나트륨(Na) 함량이 높아짐에 따라 양이온, 음이온으로 구성된 규산염 중 양이온을 제거하기 위한 공정이 실시된다.

③ 희석 단계

규산염의 농도를 적절히 유지하기 위한 희석 공정을 거친다. 20 ~30대 성인의 경우 고농도 규소수 음용은 무관하며 특히 피부 미용에는 높은 고농도 규소수를 사용해도 좋다.

④ PH 조절 단계

음용수 수질 조건에 적합하도록 음용수의 수소이온 농도를 조절하기 위한 pH 조절 공정을 갖는다. 이때 양이온 제거 단계에서 만들어진 산성의 규소수를 먹는 물 수질 기준에 적합하도록 염기성을 제공한다. 알칼리 금속 및 토금속류를 용해, 용출 방법으로 추가 공급하여 수소이온 농도를 먹는 물 수질 기준 범위로 유지하게 하면서 동시에 미네랄 성분을 추가로 공급한다. 이렇게 되면 양질의 수질과 함께 미네랄이 풍부한 물이 형성되어 일석이조의 효과를 도모할 수 있다.

⑤ 여과 단계

음용수로 사용할 수 있도록 이물질이나 부유물질을 제거하기 위한 여과 공정을 실시한다.

⑥ 살균 단계

규소수를 제조하는 과정 중 발생한 세균을 박멸하기 위한 살균 공정을 실시해 음용수 수질 기준에 적합하도록 한다.

규석은 이 과정을 거치면서 자연계에서 고체인 이산화규소(SiO_2)

상태로 존재하다가 열 가공을 통해 기체 상태로 이온화한 삼산화 규소(=복합규산염/$Na_2SiO_3 \cdot 10H_2O/SiO_3$)로 변하게 된다. 태고의 형태로 돌아온 규소는 강력한 항산화력을 갖는 강알칼리성을 띠게 되어 인체, 물, 자연환경 등 모든 산성화된 것들을 환원하는 작용을 수행하게 된다.

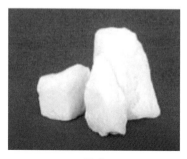

규석

수용성규소(실리카)의 원료로 사용하는 순도 99% 이상의 규석.

사진: 안양에서 2014년 6월 10일 김진두 선생 촬영.

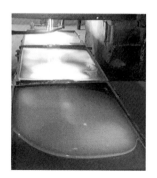

용암 상태가 된 규석

규석을 용광로에서 1650도로 약 13시간 가열하면 용암 상태가 됨.

사진: 횡성에서 2016년 10월 21일 김진두 선생 촬영.

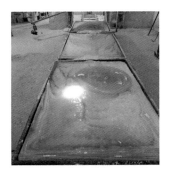

숙성 중인 규석 용암

용암이 된 규석을 13일 정도 숙성시키면 수용성규소 결정체(시리포
리)가 됨.

사진: 횡성에서 2016년 10월 21일 김진두 선생 촬영.

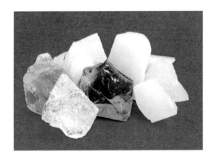

완성된 수용성규소 결정체(시리포리)

온도, 가열 시간, 규소 함량에 따라 다양한 색상의 결정체가 만들
어짐.

사진: 안양에서 2016년 12월 5일 김진두 선생 촬영.

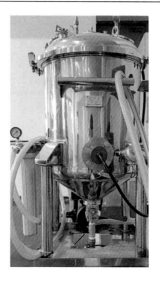

증류 과정

수용성규소(실리카) 결정체와 정제수를 증류기에 넣고 고온으로 가열하면 수용성규소(실리카) 농축액이 만들어짐.

사진: 횡성에서 2016년 12월 5일 김진두 선생 촬영.

$Na_2SiO_3-10H_2O$

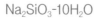

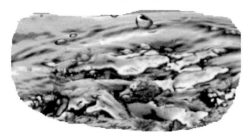

규소의 구분

	명칭	일반 명칭	화학식	수용률	용도
규소	이산화규소	조암광물 실리카	SiO_2	12~13%	산업용에 국한
수용성규소 (실리카)	삼산화규소 복합규산염	수용성규소 (실리카)	$Na_2SiO_3 - 10H_2O$	99~100%	식산업용 모든 분야

3.
수용성규소(실리카)의
과학적 검증

미국

미국 FDA는 규소(SiO_2)를 식품첨가물로 지정하고 보편적으로 사용하고 있다. 또 미국 FDA TRADING COMPANY는 2015년 10월 16일 한국 H사에서 제조한 수용성규소(실리카)는 인체에 무해함을 인증했다.

실험 절차는 국제적인 환경실험 인가프로그램(NELAP)과 환경 방호연구실 연합프로그램 공중보건 캘리포니아 03220 CA, 미국 국방성의 환경 실험실 인증프로그램 등에 따라 수행되었다.

한국

한국 식약처는 광물질인 SiO_2(이산화규소)를 식품첨가물(여과 보조제, 고결방지제)로 지정했다.

환경부는 광물질인 SiO_2를 액상으로 만든 SiO_3(삼산화규소 / $Na_2SiO_3 \cdot 10H_2O$)를 수처리제로 허가하여 10mg/물 1L 사용 시 인체 무해함을 고지하였고 각 지자체 보건환경연구원에서는 다음과 같이 수용성규소(실리카)를 음용수로 적합하다고 인정했다.

- 한국환경수도연구소: 적합(1995. 11. 10.)
- 경상남도보건환경연구원: 적합(2008. 07. 25.)
- 경상북도보건환경연구원: 적합(2016. 03. 28.)
- 전라남도보건환경연구원: 적합(1998. 09. 23.)
- 전라북도보건환경연구원: 적합(1999. 06. 22.)

일본, 수용성규소(실리카)의 안전성 입증

"규소는 사람의 건강을 해칠 우려가 없는 것이 분명하다."라며 일본은 후생노동성 식품위생법 제11조 제3항의 규정을 적용하여 규소 사용을 허가했다.

일본 후생노동성 제498호로 고시된 규소 사용 허가 내용은 "규소는 사람에 대해서 매우 안전성이 높은 영양소 27종 중 1종이다."라는 것으로, 관련법에 따라 2006년 5월29일부터 적용키로 했다.[14]

수용성규소(실리카)는 일본 의약품 GLP(Good Laboratory Practice)

---

14) 후생노동성 대신 가와사키 지로, 2006. 1. 29.

기준 안전성 시험에서 유전독성이 없는 것으로 증명되었다. 또 규소는 건강식품 소재로서는 드물게 체내활동능력(體內動能)이 원활함이 규명되었다.

일본 의약품 GLP 실험 결과, "수용성규소(실리카)는 섭취 후 2~3시간 경과 후 혈액 내의 규소 수치가 최고 농도로 상승하며 사용하고 남은 규소는 체내에 축적되지 않고 9~13시간 사이에 소변으로 배출된다."라고 안전성을 입증하였다.[15]

일본 의약품 관련 기관에 따르면 안전성과 관련해 문제가 되는 대부분의 건강식품은 흡수와 배출 경로가 불명확하여 섭취 후 체내에 축적되는 문제가 발생한다고 지적하고 있다. 특히 항산화 건강식품으로 신뢰도가 높은 카카오나 폴리페놀조차도 체내에서 대부분 흡수되지 않을 뿐만 아니라 배출 경로도 거의 확인이 되지 않고 있는 상황이라는 것이다. 이에 반해 규소는 확실하게 장에서 흡수되어 사용되며 남은 것은 소변으로 배출된다고 안전성이 입증되었다.

일본에서 실시한 규소의 급성 경로 독성시험결과(일본 식품 분석

---

15) Ravin Jugdaohsingh et al, Am J Clin Nutr, 2002.

Center 제305020212호, 제309070332호) 수용성규소(실리카)의 섭취로 인해 사망, 급성독성, 유전독성(부모의 체내에 축적된 독성이 자녀에게 유전되는 것)이 전혀 없는 것으로 판명되었다.

① 사망 예
→ 어떠한 투여군에 대해서도 관찰 기간 중의 사망 예는 확인되지 않음.

② 일반 상태
→ 어떠한 투여군에 대해서도 관찰 기간 중의 이상 현상이 보이지 않음.

③ 체중 변화
→ 투여 후 7~14일의 체중 측정에 있어서 시험군은 대조군에 비해 체중의 차이는 없었음.

④ 부검 결과
→ 관찰 기간 종료 시 부검 결과, 모든 시험 동물에 이상 현상은 보이지 않음.

이 같은 수용성규소(실리카)의 높은 안전성은 어떠한 물질과 결합해도 상대 물질의 성질을 변화시키지 않는 것으로 나타났다. 예를 들어 약과 수용성규소(실리카)를 함께 복용할 경우, 약의 성분이나 성질은 변화시키지 않고 약효는 높이면서 독성을 중화시키는 것으로 분석되었다.

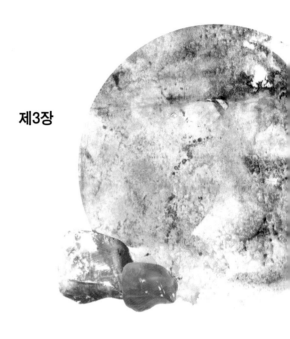

제3장

수용성규소(실리카)의
7대 특성

1.
강력한 항산화력(환원력)

수용성규소(실리카)의 가장 중요한 작용은 인체의 노화와 환경 오염의 주범인 산성화를 중화시키거나 예방하는 항산화력이다. 두 가지 얼굴을 가진 산소는 인체의 여러 대사 과정에 관여하게 되면서 자연스럽게 활성산소가 발생한다. 쓰고 남은 활성산소는 몸 안에서 세포의 산화작용을 촉진하여 각종 세포구조와 기능을 손상, 손실시킨다. 또한, DNA를 손상시키는 등 체내에서 광범위하게 해를 끼친다. 특히 활성산소는 체내의 아미노산을 산화시켜 단백질 기능을 저하하면서 세포의 돌연변이를 생성하는 등 각종 질병의 원인이 된다.

현대인의 질병 중 약 90%가 활성산소와 관련이 있다는 사실은 널리 알려진 사실이다. 여기에 흡연, 스트레스, 과식, 자외선, 방사선 노출 등이 인간의 산화작용을 촉진하여 병들고 늙게 만든다. 대표적으로 암, 당뇨병, 동맥경화증, 뇌졸중, 심혈관 질환, 신장염,

간염 등이 활성산소의 해악에 해당한다. 시중에 항산화작용을 도와주는 각종 건강기능물질과 식품 등이 있지만, 문제는 효능의 즉시성과 지속성이다.

기분 좋게 음주하고 나면 이튿날 숙취로 고생하는 사례가 많다. 이는 알코올이 분해되면서 남아 있는 아세트알데히드라는 유해성분의 악영향 때문이다.

술에 수용성규소(실리카)를 첨가하여 마시면 숙취의 원인물질을 분해하여 중화하므로 간이 수행할 독소 해독작용을 가볍게 해 주는 등 숙취 제거 효과가 있다. 또한 라면, 합성 간장, 된장 등에 수용성규소(실리카)를 첨가하면 부드러운 식감과 함께 각종 식품 첨가제가 중화된다. 수용성규소(실리카)의 분해력과 해독력은 우리가 먹는 수돗물에도 적용된다. 잔류염소가 순식간에 중화되고 각종 미네랄은 살아있는 좋은 음용수로 만든다.

수용성규소(실리카)의 ORP지수(Oxidation Reduction Potential지수/산화 환원지수)를 측정한 결과, 약 -400mv(수소와 동일함)의 강력한 항산화력이 나타났다. 이 정도의 수치이면 활성산소를 즉시 제거하여 인체의 산화 방지에 도움을 줄 수 있다.

이 같은 수용성규소(실리카)의 환원력은 세포 재생작용으로 이어져 피부 노화와 탈모, 검버섯 개선 등에도 효과를 나타낼 수 있다.

또 상처 부위가 신속히 아물어 새살이 빨리 돋아나는 사례를 통해서도 수용성규소(실리카)의 환원력을 확인할 수 있다.

결론적으로 수용성규소(실리카)의 강력한 항산화력은 산성화된 혈액세포의 재생을 촉진시키고 백혈구 중의 NK세포를 활성화해 인체 면역력을 증가시킬 수 있는 것으로 분석된다.

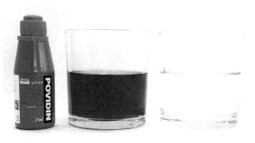

물+요오드팅크 　　　　　　물+요오드팅크+수용성규소(실리카)

요오드팅크 실험

강한 산성물질인 요오드팅크 희석액에 수용성규소(실리카)를 첨가하면 순식간에 맑은 물로 중화된다.

사진: 안양에서 2014년 6월 10일 김진두 선생 촬영

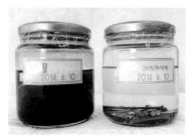

물+못 　　　　　　물+못+수용성규소(실리카)

못 실험

수용성규소(실리카) 20% 희석액에서는 7년이 지나도 못이 녹슬지 않지만(우), 일반 물에서는 한 달이 지나면 녹이 슬어 물이 새카맣게 변한다(좌).

사진: 안양에서 2014년 6월 10일 김진두 선생 촬영.

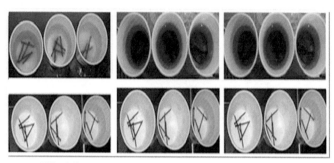

| 실험 2일 차 | 실험 5일 차 | 실험 20일 차 |

못을 일반 물과 수용성규소(실리카)를 희석한 물에 담가 놓아 산화 과정을 확인한 결과, 일반 물 속의 못은 시간이 지날수록 녹이 스는 반면 수용성규소(실리카) 속의 못은 20일이 지나도 산화작용이 일어나지 않고 본연의 상태를 유지하고 있다.

출처: http://sites.goolgle.com/site/amt2434650/

2.
강력한 침투력

　규소의 입자는 제조 과정에서 기체 상태가 되면서 초미세 입자인 약 0.4나노(모발 굵기의 약 25만 분의 1)로 형성되어 이를 식품이나 피부 등에 사용할 경우 깊숙이 침투하는 능력을 갖추게 된다. 실제로 규소를 식품에 첨가하면 강력한 침투력으로 식품의 영양분을 충분히 적출해 내는 효과를 볼 수 있다. 규소를 첨가한 식품은 영양분이 손실되지 않을 뿐 아니라 인체의 장(臟, intestine)까지 영양분을 침투시키는 효과가 있어 건강에 도움을 줄 수 있다.

　차나 술을 마실 때, 밥을 지을 때, 식품을 조리할 때, 각종 약초를 발효액으로 만들 때 등 모든 식품과 음식에 수용성규소(실리카)를 첨가하여 사용하면 해당 재료의 유용한 물질을 충분히 우려내어 섭취할 수 있다.

　규소를 화장품 등에 첨가하면 강력한 침투력으로 피부 깊숙이 영양물질이 공급되며 방부제가 중화되고 부패를 방지하는 효과가 탁월하다. 화장품, 샴푸, 발모제 등에 수용성규소(실리카) 5~10% 정도를 첨가하면 그 효과가 상승하며 세계적으로 유명한 화장품에는 규소가 포함되어 있다. 그리고 저가 화장품에 규소를 첨가하면 고급 화장품처럼 사용할 수 있다.

또한, '수용성규소(실리카):물=1:9' 비율로 화장수 미스트를 만들어 얼굴, 피부 등에 수시로 뿌리면 화장이 뭉치지 않을 뿐 아니라 피부의 수분이 유지되어 화장 후 당김도 조절되고 피부가 화사한 톤으로 살아나는 것을 볼 수 있다.

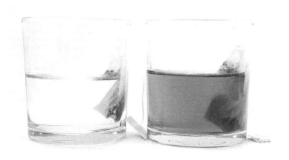

냉수+녹차   냉수+녹차+수용성규소(실리카)

물에 잘 풀어지지 않는 냉녹차수에 수용성규소(실리카)를 첨가하면 물 분자가 즉시 미립자로 분해되어 수용성규소(실리카)가 순식간에 녹찻잎의 세포에 침투하여 주요 성분을 적출해 낸다.

사진 제공: 안양에서 2014년 6월 10일 김진두 선생 촬영.

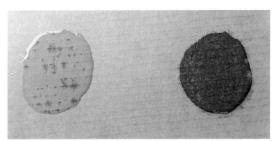

물   수용성규소(실리카)

종이박스 위에 물과 수용성규소(실리카)를 떨어뜨려 보면 물 분자는 크기 때문에 쉽게 흡수되지 않지만 0.4나노인 수용성규소(실리카)는 순식간에 종이박스에 침투한다.

사진: 안양에서 2014년 6월 10일 김진두 선생 촬영.

3.
강력한 분해력

수용성규소(실리카)와 타 물질을 결합해 보면 상대의 물성은 변화시키지 않고 상대 물질을 작은 크기로 분해하는 현상을 확인할 수 있다. 이른바 유화현상인데 물과 돼지고기 기름, 참기름 등의 지방과의 혼합 사례에서 알 수 있다. 기름과 물은 입자 크기가 달라 서로 섞이지 않는다. 여기에 수용성규소(실리카)를 첨가하면 기름 입자가 아주 작은 입자로 분해되어 물과 섞이는 유화현상(물과 지방이 섞여 우윳빛으로 변하는 현상)이 일어난다.

이런 현상에 따라 수용성규소(실리카)를 복용하면 인체는 세포 신진대사를 촉진시켜 체내에 축적된 중성지방 등 유해물질을 분해, 배출시킬 수 있게 된다. 규소는 혈액과 혈관은 물론 간 등에 쌓인 지방을 분해하여 배출하기 때문에 근본적인 체중 감량이나 신진대사에 도움을 줄 수 있다.

실험 사례를 보면 수용성규소(실리카) 희석액에 쇠고기를 담가 두면 지방이 분해되어 세포 조직이 스펀지처럼 변하는 결과가 나타난다. 쇠고기 기름은 우리 몸에서 대부분 녹지 않는 것으로 알려져 있다. 그러나 실험에서 확인했듯이 규소가 쇠고기 기름을 작은 입자로 분해해 배출시키는 작용을 수행하는 것을 알 수 있다.

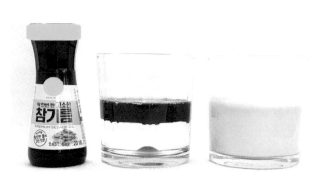

물+참기름　　　　　물+참기름+수용성규소(실리카)

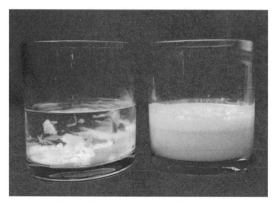

물+돼지기름　　　　　물+돼지기름+수용성규소(실리카)

서로 섞이지 않는 물과 기름에 수용성규소(실리카)를 첨가하면 기름이
분해되어 물과 섞이는 유화현상(우유색으로 변하는 현상)이 일어난다.

사진: 안양에서 2014년 6월 10일 김진두 선생 촬영.

4.
강력한 세정력

수용성규소(실리카)는 과일이나 채소에 묻어 있는 오염물질이나 농약 또는 인스턴트 식품에 함유된 인공 색소, 방부제 등 식품 첨가제의 해로운 화학물질들을 순식간에 분해하여 세정한다.

밥을 짓기 위해 쌀 씻는 물에 수용성규소(실리카)를 약간 첨가하면 쌀에 묻어 있는 각종 오염물질이 제거되는 것을 실험에서 알 수 있다. 또한, 수용성규소(실리카)를 포함한 세정수에 과일이나 채소 등을 오래 담가 두면 규소의 뛰어난 침투력으로 식품(예를 들어 상추)의 각종 영양분이 빠져나와 물이 연녹색으로 변하게 되는 것을 볼 수 있다.

따라서 영양분 손실을 방지하기 위하여 규소수는 마지막으로 씻을 때 10초 정도 헹구어 사용하면 된다. 사과나 토마토 등 껍질이 항산화물질인 셀룰로스 막으로 되어 있는 과일은 다소 길게 담가 씻으면 효과적이다.

또 더러워지거나 얼룩진 의류 등에 수용성규소(실리카)를 발라 둔 후 세탁하면 깨끗이 세정되는 것을 확인할 수 있다.

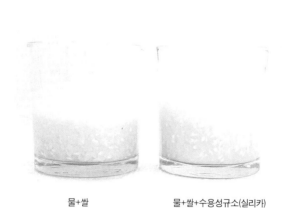

물+쌀　　　　　　　물+쌀+수용성규소(실리카)

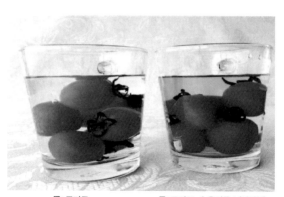

물+토마토　　　　　물+토마토+수용성규소(실리카)

쌀, 과일, 채소 등을 물로 씻으면 농약 성분이 적게 배출되지만 수용 성규소(실리카)를 첨가하여 씻으면 세포 깊숙이 축적되어 있던 농약 등 다량의 중금속 성분이 검출된다.

사진: 안양에서 2014년 6월 10일 김진두 선생 촬영.

5.
강력한 항균 살균력

수족관 물의 정수기능 실험 사례에서 보듯이 수용성규소(실리카)를 넣고 2년 동안 물을 갈아 주지 않아도 수족관 물은 맑은 상태를 유지하고 물고기들이 생존한다는 것은 실험을 통해 확인할 수 있다. 이는 수용성규소(실리카)의 살균력과 정화력이 작용한 것으로 분석된다.

수용성규소(실리카)는 대장균, 레지오넬라균 등 세균과 바이러스를 순식간에 살균하며 치주염, 무좀, 백선, 건선, 백반증 등을 일으키는 유해균을 살균한다.

따라서 수용성규소(실리카)는 식품의 가공, 보존, 제조 시 발생하는 세균 증식 억제용으로 사용하는 화학물질 방부제 대신 천연 방부제로도 사용할 수 있다.

수용성규소(실리카)는 녹조류 및 미생물을 억제하여 복합 살균에 의한 정화작용 기능도 수행한다. 또한 수용성규소(실리카)를 희석해서 가글하면 입안의 냄새도 없어질 뿐 아니라 냉장고, 신발, 애완동물 등에 뿌리면 주변에서 냄새를 일으키는 균을 순식간에 살균, 제거하는 효과도 있다.

수족관의 비교

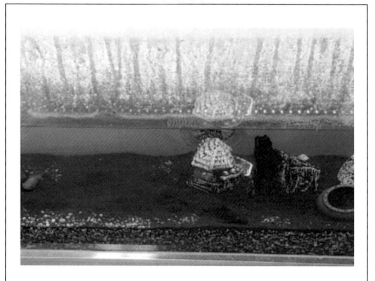

오염된 수족관에 수용성규소(실리카)를 첨가한 후 생태계 관찰
일 년이 지나도록 물을 갈아 주지 않은 수족관에 수용성규소(실리카)를 첨가한 결과, 모이 부스러기와 배설물이 가득한 상태에서도 수용성규소(실리카)의 항균력으로 생존 환경이 조성되어 물고기들의 생존에는 지장이 없었다.

사진: 안양에서 2014년 6월 10일 김진두 선생 촬영.

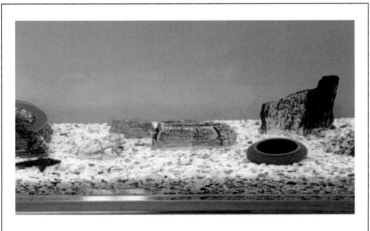

깨끗해진 수족관 물고기와 생태계 비교

깨끗해진 수족관 물고기들과 오염된 수족관에 수용성규소(실리카)를 첨가한 후 물고기들의 생존 활동을 비교한 결과, 두 수족관 물고기들은 동일하게 생존하는 것으로 나타났다.

사진: 안양에서 2014년 6월 10일 김진두 선생 촬영.

세균과 바이러스!
수용성규소(실리카)의 항산화력과 항균 살균력으로 예방

전 세계가 코로나19 바이러스로 대환란을 겪고 있는 가운데 정작 바이러스와 세균의 차이는 잘 구분하지 못하면서 치료제에 대한 관심만 높은 상황이다.

세균은 기존에 만들어진 페니실린과 같은 항생제를 사용하여 세포의 세포벽을 약하게 하여 사멸시키는 방식을 적용한다. 반면 바이러스는 백신이나 항바이러스제를 사용하여 몸에 침투한 바이러스의 증식을 억제하거나 없애는 방식으로 치료한다.

바이러스는 세균보다 유전물질이 불안정하여 변이가 빨리 일어나기 때문에 백신 개발이 더디고 물리적인 시간이 필요하다. 바이러스는 면역세포, 면역물질에 의해서 파괴되기 때문에 예방주사를 맞아 인체 방어력을 높여야 한다. 최근에는 간염바이러스 등 여러 가지 바이러스에 대한 치료 약이 개발되어 사용되지만, 코로나19 등 신종 바이러스의 지속적인 출현으로 인류는 어려움에 처해 있다. 예방대책으로 손 씻기와 마스크 쓰기, 사회적 거리 두기를 실시하지만, 기저 질환자들의 감염에 따른 사망률은 높은 실정이다.

한국의 감염병을 연구하는 한 과학자는 하루 16번의 손 씻기를 하는데, 한 차례 외에는 감기에 걸린 적이 없다고 발표한 바 있다. 손에는 평균 6만 개의 세균이 서식하므로 깨끗한 손 관리만으로도 개인 질병 90%를 예방할 수 있다는 이야기이다.

결국 구강으로의 병균 침입을 막고 면역력이 강해지면 바이러스와의 전쟁에서 인간이 살아날 수 있음을 알 수 있다.

수용성규소(실리카)의 7대 특성 중 하나인 강력한 항산화력은 각종 병균을 사멸시키는 효과를 발휘한다. 또 수용성규소(실리카)의 특이작용 중 세포막 강화작용 등은 인간 면역력을 향상시켜 질병으로부터 인간을 보호할 수 있을 것으로 전망된다.

세균과 바이러스의 차이점

구분	세균(박테리아)	바이러스	차이점
크기	1,000nm (광학현미경 관찰 가능)	20~400nm (전자현미경)	세균은 바이러스에 비해 10~100배 정도 큼
형태	• 유기생물 • 단세포	원시구조체	학자에 따라 바이러스를 유기체로 보는 경우도 있음
생존 방식	단독 생존	생존을 위해 숙주가 필요하여 다른 동식물 세포 속에 침투	
번식 (증식)	세포분열	바이러스가 침투한 세포 내 리보솜과 단백질 파괴하고 유전 정보(DNA/RNA) 복제	바이러스는 새로운 세포로 계속 침투, 복제 반복, 숙주 세포 파괴하고 변종 발생
인간관계	유산균 등 유익균도 있으며 상처, 구강 등으로 침입	모든 바이러스는 숙주세포를 파괴하기에 해로움	
발생 질병	결핵, 콜레라, 파상풍, 식중독, 세균성폐렴, 피부병	감기, 독감, 홍역, 수두, 천연두, AIDS, 소아마비	
치료 및 예방	항생제	• 백신으로 일부 예방 • 항바이러스제	면역력 강화, 구강, 생활 청결 등 사전예방 필요

출처 : http://funnylog.kr/557

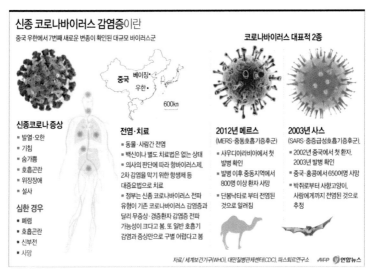

신종 코로나바이러스 감염증이란

중국 우한에서 7번째 새로운 변종이 확인된 대규모 바이러스군

코로나바이러스 대표적 2종

중국
베이징·
우한·
600km

신종코로나 증상
- 발열·오한
- 기침
- 숨가쁨
- 호흡곤란
- 위장장애
- 설사

심한 경우
- 폐렴
- 호흡곤란
- 신부전
- 사망

전염·치료
- 동물·사람간 전염
- 백신이나 별도 치료법은 없는 상태
- 의사의 판단에 따라 항바이러스제, 2차 감염을 막기 위한 항생제 등 대증요법으로 치료
- 정부는 신종 코로나바이러스 전파 유형이 기존 코로나바이러스 감염증과 달리 무증상·경증환자 감염증 전파 가능성이 크다고 봄. 또 일반 호흡기 감염과 증상만으로 구별 어렵다고 봄

2012년 메르스
(MERS·중동호흡기증후군)
- 사우디아라비아에서 첫 발병 확인
- 발병 이후 중동지역에서 800명 이상 환자 사망
- 단봉낙타로 부터 전염된 것으로 알려짐

2003년 사스
(SARS·중증급성호흡기증후군)
- 2002년 중국에서 첫 환자, 2003년 발병 확인
- 중국·홍콩에서 650여명 사망
- 박쥐로부터 사향고양이, 사람에게까지 전염된 것으로 추정

자료/ 세계보건기구(WHO), 대만질병관제센터(CDC), 파스퇴르연구소 AFP 연합뉴스

장성구 기자 / 20200202 트위터 @yonhap_graphics 페이스북 funey.kr/LeYN1

출처: 연합뉴스(https://m.yna.co.kr/view/GYH20200202001300044)

6.
강력한 세포 부활력

일본 규소 관련 학회와 연구단체는 수용성규소(실리카)가 인체 내의 IPS세포(인공다능성줄기세포)를 활성화한다고 발표한 바 있다. 이들은 규소가 재생의료의 가능성을 열었다고 주장하고 있다.

호소이 무츠타카 의학박사는 전 질병 부위의 병소를 마크로퍼지가 제거하면 IPS세포가 활성화되어 새로운 세포를 재생한다는 임상 결과를 밝혔다.

수용성규소(실리카)가 일차적으로 신경교세포에 작용하여 괴사한 신경세포를 제거한 후 줄기세포(stem cell)를 활성화하여 새로운 신경세포를 재생한다는 논리이다. 또 수용성규소(실리카)는 체내에서 결핍된 콜라겐을 만드는 유도체 역할을 하는데, 풍부하고 건강해진 콜라겐은 모든 세포와 세포를 강력하게 접착하여 늘어진 피부를 수축시키는 효과를 가져온다.

7.
강력한 진통 소염력

　수용성규소(실리카)는 염증을 일으키는 성분을 제거하면서 강력한 소염 효과를 발휘한다. 치주염으로 고생하는 환자에게 수용성규소(실리카)를 사용해 보면 그 효능을 쉽게 확인할 수 있다.

　만성 염증은 혈관을 타고 전신을 돌면서 다양한 신체 기관 세포를 공격하고 조직을 망가뜨리며 활성도를 저하하므로 빠른 제거가 필요하다.

　수용성규소(실리카)의 소염력은 염증 질환에 도움을 줄 수 있는 것으로 알려져 있다.

　수용성규소(실리카)를 상처나 화상 입은 부위에 발라 주면 엔도르핀이나 엔커피린의 분비를 촉진시켜 통증이 신속히 완화된다.

　수용성규소(실리카)는 면역력을 증강시켜 염증의 진행을 신속히 멈추게 하며 강력한 세포 재생력으로 외상의 회복도 빠르게 진행

하는 것으로 보고되고 있다.[16]

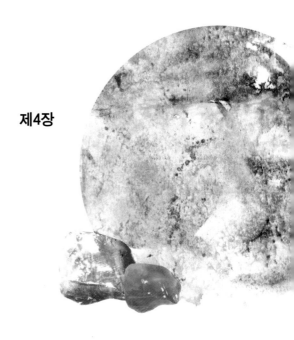

제4장

면역의 왕 수용성규소
(실리카)

1.
수용성규소(실리카)!
산성화된 체질 개선

항산화작용으로 세포 활성화

수용성규소(실리카)의 으뜸 작용기전은 강력한 항산화작용(환원작용)이라고 말할 수 있다. 천연 음이온 덩어리인 규소는 자신이 가지고 있는 전자를 활성산소(하이드록실레디칼)에 내어줌으로써 활성산소의 활성도를 중화(항산화작용)시켜 활성산소의 해악으로부터 인체를 보호한다.

동양의학은 인체와 삼라만상의 현상을 음과 양으로 나누고 오행으로 풀이하면서 음의 기운과 양의 기운으로 설명한다. 현대 의과학은 모든 물질을 원소로 구분하고 원소 주위의 전자 형태를 '+' 또는 '-'로 나누면서 양이온과 음이온의 보이지 않는 에너지를 측정한다.

공기 중의 비타민이라고 불리는 음이온은 인체 내에서 이온 밸런스를 조절하여 심신을 편안하게 한다. 또 세포를 활성화하여 자연치유력(면역력)을 높이고 인체의 산화를 방지하여 노화를 억제한다. 말하자면 인체와 생활 환경에는 음이온과 양이온이 존재하는데, 활성산소나 오염된 공기 등은 필요 이상의 양이온으로 활성화되어 악영향을 받게 된다는 것이다. 이를 음이온 덩어리인 수용성규소(실리기)가 중화(안정)시켜 손상되고 변화된 인체나 오염된 환경을 원상으로 회복(환원)시킨다는 것이다.

음이온이 양이온보다 절대 우위인 환경에서는 인체의 건강 유지가 원활하지만, 양이온이 우위가 되는 상태가 되면 질병에 노출되기 쉽다는 것이 의과학계의 공통된 의견이다.

음이온과 양이온의 밸런스에 따른 건강 상태

이온의 밸런스	음이온	양이온	인체의 상태
이상적인 밸런스	34개	1개	양호한 건강
불균형한 밸런스	4개	5개	질병에 노출

전기생리학의 세계적인 권위자인 독일 의학자 '셸츠' 박사는 공기 중에 양이온과 음이온의 밸런스가 정상 범위를 넘으면 신경통, 류머티즘, 두통, 심장병, 천식, 암 등 만성병이 급증한다고 밝혔다. 셸츠 박사는 세계 최초로 대기 중 양이온이 많은 날 교통사고가 증

가한다는 흥미로운 연구 결과를 발표한 바 있다. '이온'이 인간의 심리, 정신, 판단력이나 주의력에 지대한 영향을 미칠 수 있다는 연구이다. 음이온은 부교감 신경을 자극하여 신심을 안정시키고 행복감을 증폭시키는 β엔도르핀을 활성화한다.

양이온은 춥고 비 오는 날, 저기압 시 많이 발생하는데 이때 만성적 류머티즘 환자들이 손가락, 허리, 어깨 통증으로 병원을 많이 찾는다는 사실은 여러 통계에서 알 수 있다. 미세먼지로 고통받는 요즈음 감기나 폐렴에 걸리는 사람들이 증가하고 있는데, 이는 폐에 오염물질과 과잉된 양이온이 들어가기 때문이라고 의과학계는 분석하고 있다.

다량의 양이온과 활성산소는 우리 몸을 병적인 산성 상태로 만든다. 또 혈액을 산화시키면서 세포를 구성하는 단백질, 세포막, DNA 등을 공격한다.

60여조 개로 구성된 인체세포의 바깥쪽은 양이온이 많고 안쪽에는 음이온이 많이 발생한다. 이들은 신진대사에 관여하는데 이 이온의 역할을 '생명 활동전위'라고 한다. 심장세포의 활동 전위는 심전도를 통해서 알 수 있다. 세포가 정지 상태에서 활동 상태로 진행될 때 양이온이 음이온으로 교체된다. 이 상태를 탈분극이라고 하는데, 이 경우 음이온이 주역으로 작용한다. 즉, 세포 활성화는 음이온의 역할로 진행된다는 것이다.

늙고 병드는 것은 인체 산성화

사람이 늙고 병드는 것은 인체가 산성화되기 때문이라고 할 수 있다. 암 진단을 받은 환자의 인체는 거의 최고의 상태로 산성화되었다고 볼 수 있다. 혈액의 산화는 고혈압, 동맥경화, 뇌졸중, 심장병, 알레르기성 질환(천식, 기관지염), 허약 체질, 갱년기 장애, 불면증, 두통, 어깨 결림, 만성변비, 류머티즘, 위궤양, 당뇨병, 기타 만성병 등을 유발한다.

건강한 혈액은 약알칼리성 상태를 유지한다. "피가 탁해지면 병에 걸린다."라는 옛말이 있다. 이는 '아시도시스(산혈증)'를 의미한다. 일부 학자들은 병은 외인만으로 일어나지 않고 "산성 혈액이 만병의 근원"이라고 주장하고 있다. 이렇게 산성화된 인체는 알칼리식품이나 항산화 성분의 건강식품 정도로는 쉽게 중화시키기 어렵다는 것이 중론이다.

대표적인 알칼리식품으로는 시금치, 오이, 케일, 아보카도, 브로콜리, 레몬 등 6대 식품이 있다. 또 미국 《뉴욕타임스》가 선정한 '세계 10대 건강식품'인 토마토, 마늘, 녹차, 시금치, 적포도주, 견과류, 브로콜리, 귀리, 연어, 블루베리 등 항산화 식품도 소개되고 있다. 하지만 이들 식품의 알칼리 함유량이 지역적으로 일정하지 않고 인체 내 흡수율을 고려하면 혈액 정화 시스템의 효능성에는 회의적이다.

서울 백병원 가정의학과 박현아 교수를 포함한 대다수 의사는 "음식만으로 pH 조절을 할 수 없다."라며 이는 체온이 일정한 수준을 유지하는 것처럼 인체도 일정 범위에서 산성과 알칼리성을 오가며 pH의 균형을 유지해야 하기 때문이라고 설명한다.

건강한 인체의 혈액은 pH가 7.3~7.45 정도의 약알칼리 상태를 원하는데, pH 11~12 정도의 강알칼리성 물질인 수용성규소(실리카)를 물에 희석하여 복용하면 심하게 산성화된 인체를 약알칼리 상태로 중화시켜 건강 회복에 기여하게 된다.

수용성규소(실리카)는 강력한 항산화력으로 활성산소의 유해한 활성도를 중화하여 활성산소로부터 손상 입은 세포를 재생시켜 건강한 인체를 유지한다. 피부의 주름을 개선하며 탈모를 방지하고 발모의 촉진에도 도움을 주는 것으로 보고되고 있다. 특히 활성산소로 인하여 산성화된 혈액세포를 회복시킴으로써 NK세포 등이 활성화되어 면역력이 증진된다고 일본 의사들은 밝히고 있다.

영양학자 로버트 영은 "당신의 몸은 산성 때문에 찌들고 있다."라며 서구식 식단이 체내 산성을 유발해 비만을 초래한다는 연관 관계를 설명했다. 그는 "산성화가 진행되면 조직과 장기세포가 망가지기 시작하는데, 이때 몸은 지방을 만들어 세포와 조직, 장기를 보호하는 상태로 전환된다."라며 식습관의 문제점을 지적했다. 이 이론을 바탕으로 'pH 다이어트'가 생겨나기도 했다.

수용성규소(실리카)는 과자, 라면, 햄, 소시지, 합성 간장이나 된장 등에 함유된 식품첨가물, 방부제 등의 유해성분을 중화하는 작용을 한다. 수용성규소(실리카)를 수돗물에 첨가하면 살균제로 사용되는 잔류염소가 순식간에 중화되고 미네랄이 살아 있는 좋은 물로 바뀌게 된다.

암 환자가 숲속에서 생활하면서 치유에 성공한 사례가 있다. 이는 숲의 나무가 방출하는 다량의 천연 음이온이 체내의 활성산소의 양이온을 중화해 주었기 때문으로 분석된다. 인체의 이온 흡수 비율을 살펴보면 음이온은 85%가 음용을 통해서 흡수되고 공기를 통해서는 15% 정도밖에 전달되지 않는다. 따라서 강력한 항산화력(환원작용)을 발휘하는 천연 음이온 덩어리인 수용성규소(실리카)의 섭취 중요성이 강조되고 있다.

2.
수용성규소(실리카)!
모세혈관 재생 및 혈관염증 완화

건강의 핵심은 모세혈관

만병의 근원은 혈액의 산성화와 혈관의 노후화 때문이라는 사실을 중국 진시황제는 몰랐던 것 같다. 60여조 개로 구성된 사람의 세포마다 300~400개의 미토콘드리아가 공생하고 있다. 마치 짚신벌레와 같은 미토콘드리아는 산소나 영양소를 얻어 아데노신 3인산(ATP)이라는 에너지를 생성한다.

세포 내에서 ATP가 생성되어야만 비로소 세포는 건강하게 활동할 수 있다.

세포에 산소나 영양소를 운반하는 것이 혈관이다. 혈관도 세포로 구성되어 있다. 동맥은 몸의 말초까지 이들을 운반하고 정맥은 세포에서 배출된 이산화탄소나 노폐물을 운반한다. 심장은 전신의 혈액 순환 시스템을 가동한다. 우리 몸속의 혈관 길이는 약 10~12

만㎞로, 지구 두 바퀴 반 정도나 되는 긴 관인데 16세가 되면 누구나 노화를 피할 수 없게 된다. 이중 모세혈관(毛細血管, capillary)은 소동맥과 소정맥을 연결하는 그물 모양의 매우 가는 혈관으로 탄성섬유나 근육이 없는 한 층의 내피세포로 이루어져 있다.

우리 인체는 약 400억 개가 넘는 모세혈관이 전체 혈관의 95% 이상을 차지하고 있지만, 이 사실은 널리 알려지지 않았다.

모세혈관의 역할은 다음과 같다.

① 산소를 전달하고 이산화탄소를 내보낸다.

② 영양소를 공급하고 노폐물을 내보낸다.

③ 면역물질을 파견해 몸을 보호한다.

④ 적혈구, 백혈구, 혈소판, 호르몬 등을 운반하는 역할을 한다.

⑤ 체온 조절을 담당하는 등 말초세포조직에서 이 같은 역할을 24시간 끊임없이 수행한다.

모세혈관 굵기는 약 10㎛(마이크로미터)로, 적혈구 하나가 겨우 지나갈 크기이다. 혈액은 심장에서 동맥을 흘러 모세혈관을 지난 다음 정맥으로 진행하는데, 혈액은 모세혈관을 보통 0.5~1초에 통과한다. 적혈구는 혈장 속에서 지름이 약 8.5㎛, 두께가 약 2.4㎛로 혈액 1㎣

속에 여성은 약 450만 개, 남성은 약 540만 개 정도인데 모세혈관을 자유롭게 통과할 수 있는 것은 혈구나 혈관의 신축성 때문이다.

선천면역을 담당하는 대식세포인 마크로퍼지는 크고 활동력도 강하지만, 모세혈관을 통과한다.

이 역시 혈관의 부드러운 연동작용 때문이다. 중요한 점은 모세혈관의 신축성이 이 같은 작용을 원활하게 수행한다는 것이다.

이런 모세혈관은 동맥, 정맥과 달리 중간막과 바깥막이 존재하지 않고 내피와 바닥 판으로만 이루어져 있다. 머리카락보다 가는 2겹 구조이다. 혈관 벽이 얇기 때문에 모세혈관의 주변 조직 사이의 기체 및 물질 교환이 원활하게 이루어질 수 있는 장점이 있는 반면 손상률도 높다.

혈액이 전신을 순환하는 데는 약 40~50초밖에 걸리지 않으므로 혈관이 노후화되고 끈적끈적하게 산성화된 혈액은 산소와 영양공급에 지장을 초래하여 건강을 해치게 된다. 이는 모세혈관의 중요성을 엿볼 수 있는 대목이다.

모세혈관 손상이 만병의 근원

네덜란드 마스트리흐트대학 메디컬센터 미란다 슈람 박사 연구팀은 모세혈관이 손상되면 우울증이 발생하기 쉽다는 연구 결과를 발표한 바 있다.

연구팀은 우울증 환자 9,203명을 포함한 40세 이상 성인 43,600명의 조사자료를 분석했다. 연구 결과에 따르면 혈액 샘플에서 모세혈관 손상 징후가 나타난 사람은 모세혈관에 이상이 없는 사람에 비해 우울증 유병률이 58%나 높은 것으로 나타났다. 또 뇌 MRI 영상에서 모세혈관 손상으로 인한 미세한 뇌졸중 소견을 보인 사람도 우울증 위험이 30% 큰 것으로 밝혀졌다.

슈람 박사는 "뇌의 모세혈관이 손상되면 기분조절을 담당하는 뇌 부위의 신경세포 사이에 신호전달이 제대로 이루어지지 않아 우울증이 유발될 수 있다."라고 설명했다. 또 "모세혈관이 손상되는 가장 큰 원인은 고혈압과 당뇨병이며 흡연은 이를 악화시킬 수 있다."라면서 "모세혈관은 조직에 산소와 영양소를 전달하는데 이것이 제대로 진행되지 않으면 인체조직은 행복할 수 없을 것"이라고 지적했다. 슈람 박사는 "특히 뇌는 신체의 그 어느 부위보다 산소를 많이 필요로 하는 조직이기 때문에 모세혈관 변화에 아주 취약하다."라며 "모세혈관 손상은 안구, 신경, 피부, 신장에도 영향을 미칠 수 있다."라고 덧붙였다.

이 연구 결과는 미국 의사협회(AMA) 학술지 《정신의학(Psychiatry)》 온라인판 2017년 5월 31일 자에 실렸으며 이 같은 내용을 로 이터통신과 연합뉴스를 비롯한 한국 언론계가 2017년 6월 보도한 바 있다.

또한 실명의 3대 원인 중 하나인 녹내장도 눈 속 모세혈관 손상과 연관성이 있다는 연구 결과가 발표되어 관심을 끌고 있다.

2017년 9월 보도에 따르면 센트럴서울안과 최재완 원장과 서울아산병원 안과 국문석 교수팀의 연구 결과, "녹내장 환자들의 망막 황반부 모세혈관 밀도가 정상인에 비해 현저히 감소하여 있었다." 라고 밝혔다. 또 "황반부 주변의 모세혈관 망이 손상되어 있는 환자일수록 녹내장으로 진단받을 가능성은 높다."라며 "이러한 변화는 근시와는 무관하다."라고 설명했다.

이 연구에는 최신 진단 장비인 안구광학단층분석 혈관촬영기술 (OCT angiography)을 이용하여 정상인과 녹내장 환자들의 황반부 모세혈관 상태를 분석했다. 또 녹내장 유무와 진행 정도와의 상관성을 분석했다.

특히 망막 황반부 주변 모세혈관망의 손상은 이 연구를 위해 새롭게 개발된 지표인 중심과 무혈관 부위 원형도 지표(FAZ circularity index)를 이용하여 관찰했다.

그동안 녹내장은 통상 시신경이 손상되어 시야가 좁아지는 질환으로 눈 속의 높은 압력에 의해 시신경이 파괴되는 것이 주원인으로 알려져 왔다. 그러나 안압이 높지 않은 경우에도 질환이 진행되어 의료계는 녹내장 진단과 치료의 난제에 부딪혔다가 모세혈관의 손상이 문제점인 것을 밝혀낸 것이다.

이 논문은 안과 분야 주요 SCI급 학술지 중 하나인 《PLOS ONE》 2017년 9월호에 게재됐다. 센트럴서울안과 최재완 원장은 최소 침습 녹내장 수술 권위자로서 SCI급 논문 28편과 40여 편의 학술논문 발표 및 세계안과학회 강연을 맡는 등 세계 최고 수준의 안압녹내장 전문가로 알려져 있다.

규소 혈관 내피의 주요 성분

규소는 혈관 내피의 주요 성분이다.

나이가 들어 가면서 규소의 체내 축적이 어려워지고 이에 비례하여 혈관은 신축성을 잃게 되고 점차 경화되면서 각종 이상 증상이 나타난다. 신축성을 상실한 혈관 벽에는 중성지방, 콜레스테롤 등이 플라크를 형성하여 부착된다. 인간의 체온으로는 플라크를 용해하기 어렵다. 이때 혈관이 굳어지는 동맥경화증이 발생한다. 이러한 플라크가 혈전이 되어 떨어져 나가 혈관을 막아 버리게 되는데, 이러한 현상이 뇌에서 발생하면 뇌졸중(중풍)과 뇌경색, 뇌출혈이 발생하고 심장에서는 심근경색(심장마비)이 유발되는 등 생명을 위협하는 상황을 초래할 수 있다.

대한당뇨병학회에 따르면 2016년 기준 한국의 당뇨병 유병률은 14.4%로, 30세 이상 성인 7명 중 한 명이 당뇨병을 가지고 있는 것으로 나타났다. 65세 이상에서는 10명 중 3명으로 증가했다. 당뇨병 환자가 500만 명을 넘어섰다는 심각한 통계수치이다. 당뇨병이 혈액의 문제로 혈관까지 영향을 준다는 사실은 이제 상식이다.

당뇨병의 합병증 중의 하나가 망막증이다. 이는 망막을 둘러싸고 있는 모세혈관이 막혀 산소나 영양소가 운반되지 않아 세포의 대사가 저하되어 시력이 약해지는 증상으로 알려져 있다.

미국의 실명 원인 1위인 가령성황반변성증(ARMD)은 루테인 부족으로 활성산소가 활성화되어 황반부 산화와 변성을 일으키게 되는데 모세혈관 손상과 연관성이 높다.

또한, 혈액을 여과하는 신장 사구체(絲球體, glomerulus)가 막혀서 기능을 잃게 되는 만성신부전(chronic renal failure) 증상 역시 모세혈관 손상과 깊은 관계가 있다.

2020년 현재 우리나라 만성 콩팥병 환자 수는 약 10만 명으로, 최근 5년간 26%나 증가한 수치이다. 환자 증가율이 세계 4위를 기록하고 있는데, 이 질환은 당뇨병 합병증의 혈관 관련 문제이다.

앞의 연구 결과에서 밝혔듯이 모세혈관 손상이 이들 질환의 유병률을 높인다.

모세혈관을 통해서 손가락 끝이나 발가락 끝에 혈액이 운반되지 않으면 손발이 지리게 되고 말초세포의 괴사가 일어나기도 한다. 심한 경우 다리를 절단하지 않으면 생명을 잃기도 한다. 당뇨병 환자는 자각증상 없이 세포 괴사가 진행되기 때문에 암보다 무서운 병으로 얘기된다. 이 병의 원인은 유전, 운동 부족, 고지방식, 비만 등과 함께 규소의 인체 내 부족이라고 할 수 있다.

그렇다. 모세혈관의 이상 상태가 해소되지 않으면 결국 큰 혈관에 문제를 일으켜 인체는 심각한 상황에 부닥칠 수밖에 없다. 이는 심장마비, 중풍 등 생명과 직결된 건강 문제로 이어진다. 식물의 잔가지 같은 모세혈관이 부실하면 큰 혈관에 이상이 발생하는 것은 상식적인 이야기이다.

최근 일본의 한 실험에서는 수용성규소(실리카) 섭취가 동맥경화의 원인이 되는 콜레스테롤 등의 산성화와 혈류 장해를 예방한다는 결과를 입증했다. 실험에서 동맥경화증 환자의 혈관에는 일반인보다 규소가 약 1/4 정도로 결핍된 것으로 나타나 연구 결과를 뒷받침하고 있다.

또 다른 연구에서는 피부 표면에 모세혈관이 막히고 끊겨서 멍든 것처럼 나타나는 노인성 자반병 증상과 상처가 났을 경우 규소를 공급하면 상태가 호전되는 것을 알 수 있었다. 피부에 멍이 들었을 경우, 규소를 뿌리면 좋아지는 사례를 누구나 쉽게 체험할 수 있다.

이 같은 현상은 규소가 염증을 완화하고 모세혈관 재생작용을 수행하는 것으로 분석된다.

각종 질병의 개선 사례를 수용성규소(실리카)의 특성과 작용기전에서 살펴보면 다음과 같이 이해할 수 있다.

① 수용성규소(실리카)의 입자는 극 초미세 입자인 약 0.4나노 크기로, 피부 깊숙이 들어갈 수 있어 세포 침투력이 뛰어나다.

피부에 뿌려진 물방울은 흘러내리지만, 수용성규소(실리카)는 흡수되는 사례에서 확인할 수 있다.

② 수용성규소(실리카)는 어떤 물질과 결합해도 상대방 물성 변화를 일으키지 않고 작은 크기로 분해한다.

돼지고기 지방분해력에서 볼 수 있듯이 규소는 지방을 분해하여 유화현상을 일으켜 모세혈관에 축적된 지방을 배출시킬 수 있다.

③ 수용성규소(실리카)는 세균과 바이러스를 순식간에 살균시키는 강한 항균 살균력이 있다. 식품을 가공, 보존, 제조할 때 수용성규소(실리카)를 사용하

면 내용물이 장기 보존되고 유해균을 억제하여 정화작용을 하는 것을 알 수 있다.

④ 일본의 사례에서 나타나듯이 수용성규소(실리카)는 인체 내 IPS(인공다능성 줄세포)를 활성화한다. 질병 부위의 병소를 마크로퍼지가 제거하면 IPS세포가 활성화되어 새로운 세포를 재생한다. 수용성규소(실리카)는 체내에서 콜라겐을 만드는 유도체 역할을 하는데 늘어진 피부에 수용성규소(실리카)를 뿌리면 개선되는 사례를 보면 알 수 있다.

⑤ 수용성규소(실리카)는 염증을 일으키는 성분을 제거하고 강력한 소염 효과를 발휘한다. 잇몸 염증이나 상처 난 부위에 수용성규소(실리카)를 뿌리면 즉시 개선되는 사례를 체험할 수 있다. 이는 상처 부위에 엔도르핀이나 엔커피린의 분비를 촉진시켜 통증을 신속히 완화할 수 있기 때문이다. 이어 면역력이 증강되어 염증을 멈추게 하고 강력한 세포 재생력으로 외상 회복을 빠르게 수행한 결과이다.

⑥ 수용성규소(실리카)의 가장 중요한 항산화력(환원작용)의 작용을 들 수 있다. 수용성규소(실리카)는 pH 11~12 정도의 강알칼리성 물질로, 심하게 산성화된 인체를 약알칼리 상태로 중화하여 건강 회복에 기여한다. 강력한 항산화력은 활성산소의 유해한 활성도를 중화하여 활성산소로부터 손상당한 세포를 재생시켜 건강한 인체를 유지하게 한다. 활성산소로부터 산성화된 혈액세포를 회복시킴으로써 NK세포 등이 활성화되어 면역력이 증진된다. 식품의 ORP 지수나 수돗물의 잔류염소 실험에서 확인할 수 있다.

3.
수용성규소(실리카)!
뼈를 강하게 만드는 미네랄

뼈 튼튼은 칼슘제보다 햇빛

"불로장생의 비결은 값비싼 명약보다 뼈를 튼튼하게 해야 한다."
라는 논리는 동서고금의 상식이다. 요즈음 유행처럼 섭취하고 있
는 칼슘제는 뼈를 튼튼하게 할 수 있을까?

대다수 신경·근골격계 환자들은 '어떤 물질을 먹어야 뼈가 튼튼
해지면서 통증이 사라질 수 있느냐?'라는 문제를 놓고 빠른 해답
을 원한다. 이렇게 권유해 본다. "하나님이 우리 인간의 몸은 햇빛
을 통해 비타민 D를 합성하여 소화관에서 칼슘과 인의 흡수를 촉
진하여 뼈를 튼튼하게 만들 수 있는 시스템으로 만들어 놓으셨다."
라며 보충제로서의 칼슘 복용을 자제하고 지속적인 운동과 균형
잡힌 식품 섭취, 수용성규소(실리카) 복용을 추천한다.

실제로 2010년에 《영국의학저널(BMJ)》에 실린 메타 분석 논문을 보면 칼슘 보충제를 장기 처방할 경우에 "심근경색 위험이 대조군보다 31%가 높아진다."라는 결과가 나온 바 있다. 영국 《BMC medicine》에 실린 논문에 따르면 "1,200㎎ 이상의 고용량 칼슘 보충제를 처방할 경우 심혈관 위험이 5% 상승하고, 1,400㎎ 이상일 경우 10% 증가한다."라는 연구 결과가 나오기도 했다.

2019년 세종대학교에서 개최된 대한 골대사학회에서 동국대 일산병원 내분비과 최한석 교수는 '칼슘과 비타민 D 친구인가 적인가'라는 주제의 강연에서 칼슘 보충제의 처방 자제와 식품으로의 보충을 권고했다. 최 교수는 지속적인 칼슘 섭취와 관련해 "심혈관 위험 외에도 신장 결석 문제와 대장 용종 문제도 고민해야 할 주요 부작용으로 꼽힌다."라며 "올해만 해도 영국 위장병 학회지(GUT)에 칼슘이 대장 용종 발생 위험을 2.7배나 높인다는 연구 결과가 나오면서 큰 이슈가 되고 있는 상황"이라고 지적했다.

우리나라 국민들의 80%는 비타민 D 부족 상태라는 해외 메타 분석과 국내 골대사학회 등의 연구 결과가 뒷받침하듯이 우리는 칼슘 섭취 이전에 근본적인 미네랄 보충이 필요하다는 게 결론이다.

비타민 D 복용과 관련, 2010년 의학 전문 학술지 《JAMA》에서는 연간 50만 IU 이상의 고용량 비타민을 처방했을 경우 "골절 위험이 오히려 26%, 낙상 위험도 16%가 늘어난다."라는 결과가 나온 바 있다. 이처럼 비타민 D 효용성에 논란이 있는 것도 사실이다. 결핍 환자들의 경우에는 최소한의 용량으로 보충하는 것이 효과적이라는 분석이다.

우리 신체는 피부에 차단제를 바르지 않은 상태에서 30분 정도 햇빛에 노출하면 비타민 D가 합성되고 이어 체내에서 칼슘을 생성할 수 있다는 연구 결과이다.

실례로 햇빛으로 골다공증이 호전된 90세의 채식 수행자의 사례가 있다. 이분은 골다공증이 심해져서 의사가 약 처방을 했는데, 약 성분이 동물성이어서 채식주의자인 본인은 먹을 수 없다며 고충을 호소했다. 나는 수행자분께 옥상에 올라가서 얼굴은 햇빛에 가리고 발가락이나 손가락에 차단제를 바르지 않고 30분 정도 햇볕을 쬐면서 명상하라고 권고했다.

한 달 후 병원에서 검사한 결과, 골다공증이 호전되었다는 의사 소견이 나왔다.

규소는 인체 조직과 장기, 세포 구성물

규소는 인체의 모든 조직과 장기에 존재하며 세포를 구성하는 물질이다. 규소는 뼈의 칼슘이나 콜라겐이 침적되는 것을 도와 뼈를 강화하며 골다공증을 예방하는 작용을 한다.

체내에서 뼈를 구성하기 위해서는 칼슘과 인이 필요하다. 이러한 칼슘과 인이 결합하여 인산칼슘을 만들어야 하는데 이 과정에서 절대 필요한 물질이 규소이다.

사람의 뼈는 약 65%의 인산칼슘(calcium phosphate)무기질로 이루어져 있으며, 25%는 유기물질인 콜라겐으로 구성되어 있다. 단백질의 일종인 콜라겐은 뼈에서 아교 역할을 하며 피부, 연골, 결합조직 등을 구성한다. 규소는 콜라겐 생성에 주재료로 작용한다. 이는 프랑스에서 1800년대 화학자 푸르크루아(Antoine Fourcroy)와 약사이며 화학자인 보클랭(Nicolas Vauquelin)이 사람의 뼈에 규소가 존재한다는 사실을 처음 밝혀낸 연구에서 알 수 있다.

또한, 앞 장에서 설명했듯이 미국의 대표적인 역학 연구인 '프레이밍햄 연구(Framingham study)' 결과에서도 규소가 뼈를 강하게 만드는 미네랄이라는 사실을 알 수 있다. 이 연구 방법은 한 세기가 지난 현재도 활용되고 있다.

미국·영국은 이러한 과학적인 과정을 통해 인간과 먹거리와의 관계, 약물, 전염병 등의 역학관계를 밝히면서 인류 건강 문제에 체계적으로 접근하였다. 연구 결과물은 전 세계 영양학의 기초를 세우고 약을 비롯한 영양제, 각종 건강기능식품 등을 개발하여 지구촌 건강 문제를 선도해 나가고 있다.

규소와 본 연구가 연관성이 높아 구체적으로 살펴본다.

프레이밍햄 연구는 1940년대부터 시작한 장기간 지역 코호트 연구이다. 동일 지역에 거주하는 사람을 대상으로 식생활과 혈압, 혈청 지질치 등을 조사해 장기간에 걸쳐 건강 상태의 변화를 추적·조사했다. 이 연구를 통해 혈압과 혈청 지질치가 높은 사람, 비만한 사람, 흡연자는 심장병으로 사망할 위험성이 높다는 사실을 밝혀 심장병 치료에 크게 이바지한 바가 있다.

1970년대부터는 프레이밍햄 연구에 참가했던 사람의 자손을 대상으로 한 'Framingham Offspring Study'가 시작되었다. 이 연구의 데이터를 분석한 결과, 규소 섭취량과 골강도(BMD: 골밀도) 사이에 밀접한 관계가 있음이 밝혀졌다.

실험은 미국과 영국의 공동연구팀이 Framingham Offspring Study 참가자 2,846명(30~87세, 남성 1,251명, 여성 1,596명)의 식생활을 조사했다. 동시에 허리뼈와 대퇴골경부의 BMD를 측정해 식사를 통한 규소 섭취량과 BMD와의 관련성을 조사했다.

규소 섭취량을 네 그룹으로 나누어 비교한 결과, 남성과 폐경 전 여성의 경우 규소 섭취량이 많을수록 대퇴골경부의 BMD가 높은 것으로 나타났다. 규소 섭취량이 가장 높은 그룹(하루 40㎎ 이상)은 가장 적은 그룹(하루 14㎎ 미만)보다 BMD가 10% 가까이 높은 것으로 나타났다.

또 다른 연구진의 칼슘 섭취에 대한 연구에서는 섭취량이 가장 많은 그룹과 가장 적은 그룹의 BMD의 차는 겨우 5% 수준에 그쳤다. 식사를 통한 규소 섭취량의 차이가 BMD에 미치는 영향이 칼슘 보충제 섭취보다 큰 것으로 연구팀은 보고하고 있다.

동물 실험에서 보면 먹이에 규소를 함유시키지 않고 사육한 쥐의 경우 골 생육이 불완전하다는 연구 결과가 나온 적이 있어 규소가 뼈 건강에 중요한 미네랄로 작용함을 알 수 있다.

규소는 다른 미네랄과 마찬가지로 식품으로 섭취해도 체내에는 잘 흡수되지 않는 것으로 알려져 있다. 바나나는 규소가 풍부한 식품 중 하나이지만, 섭취해도 함유된 규소의 약 5% 정도만이 체내에 흡수되는 것으로 과학계는 밝히고 있다. 규소의 체내 흡수율은 식품의 종류와 가공법에 따라 크게 변화한다는 것을 각종 연구 결과에서 알 수 있다.

따라서 규소가 수용화되어 있는 수용성규소(실리카)의 섭취가 흡수율이 높아 인체 건강에 상당한 도움이 될 것이다.

규소는 콜라겐 체내 합성물질

도쿄(東京)대학의 나카무라 에이치(中村榮一) 교수는 규소와 관련, "임상 시험이나 여러 가지 실험 결과에서 동물의 체내에서는 규소가 칼슘으로 변환된다는 확신이 있다."라고 주장했다. "따라서 골다공증 치료나 성장기 아이들이 뼈를 튼튼하게 하는 데는 규소 성분을 포함한 식이섬유 식품을 잘 섭취하는 것이 최선의 대책이다."라고 강조했다. 이어 "규소가 많이 함유된 미역이나 다시마, 톳 등 해조류나 콩, 뿌리채소를 함께 섭취하라."라고 권고했다.

칼슘과 인이 동물의 골격 형성의 주재료인 것처럼 규소는 식물의 골격인 식이섬유의 주요 구성 재료이다. 결국, 동물은 식물에 의해 사는 존재여서 동물의 단단한 조직을 구성하는 요소는 식이섬유이며, 식이섬유는 규소가 주재료라는 논리이다.

특히 나카무라 에이치 교수는 "뼈의 구성 성분인 칼슘과 칼슘 사이를 상호 접착하게 하는 것이 콜라겐인데, 뼈에 콜라겐이 없으면 칼슘이 축적될 수 없다."라면서 "콜라겐을 체내에서 합성하고 있는 영양소가 규소라는 것을 알게 되었다."라고 밝혔다.

4.
NASA 우주인의 불편한 진실,
몬모릴로나이트와 규소

1,000가지 용도를 가진 물질

NASA는 우주 공간에서 우주인들의 골량 저해 문제를 해결하기 위해 다양한 방면에서 개선책을 연구하고 있다. 무중력 상태에서 인체의 뼈는 쇠약해지기 때문이다.

구 소비에트공화국 시대였던 1961년, 인류 최초의 우주인인 유리 가가린(Yurii Alekseevich Gagarin)이 유인 우주선 '보스토크 1호'를 타고 우주 비행에 성공했다. 이어 미국은 1969년에 3명의 우주인을 태운 '아폴로 11호'를 달로 보냈고, 암스트롱과 올드린이 인류 최초로 달에 첫발을 내디뎠다.

우주인들은 무중력 상태에서 불면증, 골다공증, 피부 노화, 부종 등 네 가지 심각한 증상을 극복해야 한다. 이중 골다공증의 주된 원인은 무중력으로 우주선 내에서 지구 중력에 맞서 몸을 일으키거나 걷는 데 필요한 근육을 사용하지 않기 때문에 근력 약화로 진행된다.

무중력 상태에서는 뼈의 골밀도가 감소해 골다공증의 진행 속도가 빨라진다.

더구나 우주 공간에서는 중력이 거의 제로에 가깝기 때문에 근육이나 뼈에 부하가 걸리지 않아 뼈의 열화는 더욱 심해진다. 한 달가량 무중력 상태에서 생활하면 골밀도가 1% 이상 낮아지기 때문에 6개월 정도 체류한 우주비행사가 지구로 귀환한 뒤에는 한동안 누워 있거나 휠체어 신세를 져야 한다. 우주에 장기 체류한 우주비행사들의 하반신 약화는 학계에 빈번히 보고되고 있다.

실례로 지구에서도 다리 등이 골절되어 장기간 깁스로 고정하면 근육이 눈에 띄게 쇠약해져 보행 곤란 증상이 나타나는 것을 볼 수 있다. 또 병원에서 장기간 누워 있는 환자들도 걸어 다니는 환자와 건강 상태에서 현저히 차이가 난다는 사실을 알 수 있다.

1885년에 설립되어 100년이 넘은 연세대학교 세브란스병원의 정형외과에서는 방침에 따라 수술한 환자에게 누워 있기보다 걷고 운동하기를 권한다. 인간의 몸은 사용하지 않으면 쇠약해지는 퇴화 현상을 나타내기 때문이다.

나 또한 디스크 환자를 비롯한 근·골격계 질환자에게 "강한 쇠는 두드려서 만들 듯이 강한 뼈는 중력을 이기면서 걷는 진동으로 강해진다."라는 임상 사례를 제시하며 30분간 햇볕을 쬐고 걷고, 운동하기를 권유한다.

이와 관련해 2009년에 우주비행사가 된 일본인 와카타 고이치(若田光一)는 4개월간 국제 우주 스테이션에 체류하면서 골다공증 개선 문제를 실험했다.

그는 NASA가 제공한 골다공증약을 먹으면서 1일 2시간씩 트레이닝 머신을 사용하여 우주에서의 골량 저해 상황을 관찰했다. 그 결과 뼈의 강도는 출발 전과 거의 같았고 골밀도는 오히려 늘어난 것으로 나타났다. 골다공증약의 복용과 운동이 우주에서의 골량 저하를 억제하고 다리와 허리가 약해지는 문제를 해결한 셈이다.

NASA가 제공한 골다공증약은 순수 칼슘(Ca)과 인(P)만이 주성분이었을까? NASA가 골다공증약에 '몬모릴로나이트'를 사용한 것으로 알려지고 있다. NASA가 우주에서 사용한 '몬모릴로나이트'는 실리카(이산화규소)를 포함하는 화산성 점토이다.

NASA는 우주비행사가 방사선에 무방비한 우주 공간에서의 체류가 길어질수록 미네랄(특히 칼슘)의 흡수가 저해되어 골다공증을 유발한다는 사실을 알게 되었다. 구소련의 보고서도 마찬가지였다. 이에 대한 방안으로 NASA는 다양한 건강기능식품이나 서플

리먼트로 칼슘 보급을 테스트했지만, 골다공증의 회복은 지구에 서만큼 진행되지 못했다. 칼슘과 인의 공급만으로는 무중력 상태에서 인체의 뼈를 세우지 못했다는 것이다.

고심하던 NASA는 콜로라도강의 텔타에서 생산되는 양질의 '몬모릴로나이트'를 사용하여 우주인의 골다공증 문제를 해결했다. '몬모릴로나이트'는 벤토나이트라고도 불리는데, 약 2천만 년 전에 발생한 미세한 화산재가 바다로 떨어져 점토질 광물로 변성된 천연광물로 주성분은 연한 엽상 규산염(실리카)이다.

앞 장에서 소개한 바와 같이 규소는 인체에서 칼슘과 인을 결합해 뼈를 세우는 콜라겐 합성에 중요한 역할을 수행한다.

몬모릴로나이트는 고대 이집트와 고대 유대의 에세네파, 아즈텍 이전의 아마르고시안, 멕시코, 남북미 원주민들 사이에서 약용 목적으로 사용되어 왔다.

'1,000가지 용도'를 가졌다는 이 물질을 미국 정부는 66가지 미네랄을 모두 함유하고 있다고 인정하면서 피부는 물론 인체 건강에 도움이 된다고 보고하고 있다.

돌을 떡으로 만든 성경 이야기 실현

몬모릴로나이트는 동물 먹이에서 점결 방지제로도 사용되어 왔다. 최근의 연구는 몬모릴로나이트나 벤토나이트가 동물의 소화기관에서 곰팡이 독과 몇 종류의 박테리아에 대한 제독 능력이 양호한 것으로 발표하고 있다. 또한, 몬모릴로나이트는 흡수력이 뛰어나 독소 제거에도 활용되는데 물에서 제초제인 아트라진을 제거하는 과정에 성공적으로 사용되고 있다.

현재 국내 식품의약품안전처 법령에 등록된 점토광물은 견운모, 고령토, 규조토, 맥반석, 몬모릴로나이트, 벤토나이트, 세피오라이트, 에타폴자이트, 일라이트, 제올라이트, 흑운모, 버미큘라이트, 탤크, 퍼라이트 등 14종으로 파악된다. 벤토나이트, 몬모릴로나이트, 카올린, 규조토, 탤크는 주로 의약품으로, 또 식품첨가물, 동물용 의약품, 화장품 원료로 사용된다.

의약품에 사용되는 벤토나이트라고 불리는 점토광물은 주로 스멕타이트 광물로 되어 있고 이 스멕타이트는 몬모릴로나이트 광물로 구성되어 있다. 그리고 몬모릴로나이트의 주성분은 규소이다. 돌을 떡으로 만든 성경 속 이야기가 현실화되고 있음을 알 수 있다.

5.
벤토나이트(규산염)의
불편한 진실

미국 FDA 질병 치료 광물 인정

앞에서 벤토나이트는 몬모릴로나이트로 구성된 실리케이트 점토 (규산염)라는 사실을 알게 되었다.

1938년 프랑스 학자 덱스트리트(Raymond Dextreit)는 『Our Earth, Our Cure』라는 저서를 통해 벤토나이트를 인류에 소개했다. 그는 환자들 치료에 전통적인 방식과 함께 벤토나이트를 사용해야 한다고 주장했다. 이후 1998년 미국의 키니쉰스키(Ran Knishinsky)가 『The Clay Cure』라는 저술에서 벤토나이트를 소개하면서 자연치유의 중요성을 강조했다.

미국 FDA는 모든 벤토나이트(몬모릴로나이트)는 GRAS(식품첨가제 심사 및 승인을 위한 체계) 부분으로 분류하며 음식물의 소화와 알레르기, 치주염, 식도의 연쇄상구균, 위궤양, 메슥거림, 항문 직장출

혈 등 각종 질병 치료와 피부 미용에 탁월한 효과를 나타내는 광물로 인정하고 있다. 현대의학은 이 물질을 위장약, 설사약 등 광범위한 분야에 처방하고 있다.

분자구조가 과학적으로 해명되기 이전부터 대중들은 벤토나이트 가루로 손등을 씻으면 예뻐진다고 하며 피부의 외상이나 위와 장의 통증 개선, 빈혈, 여드름 등 인체 내외의 치료제로 사용해 왔다. 이 계통 물질이 수분을 갖게 되면 전자와 분자 성분이 빠르게 변화하여 전하를 생성시킨다. 이 같은 뛰어난 능력으로 양전하를 띤 독소, 불순물, 중금속과 다른 내부 오염물을 흡수하여 배출하게 된다. 디톡스 메커니즘이 작동하는 것이다.

인디언들은 벤토나이트를 '지혜가 있는 물질'로 부르며 이 물질이 스스로 어떤 일을 수행하는지를 안다고 인식했다. 인디언들이 두통, 위통이 생기거나 벌에 쏘이거나 뱀에 물렸을 때, 손을 베이게 되고 멍이 들었을 때도 벤토나이트를 먹거나 바르면 나았기 때문에 이 같은 표현을 한 것 같다. 이들은 벤토나이트를 만병통치약으로 활용했다.

간디는 프랑스에서 벤토나이트를 들여와 인도인들의 내장 질환과 변비 치료에 사용한 것으로 알려져 있다. 중국에서는 수 세기

동안 벤토나이트로 여름철 유행하는 설사와 콜레라 등 수인성 감염 질환 치료에 적용했다. 1차 세계 대전 당시 독일 의사들은 식중독, 이질, 설사, 상처 치료에 벤토나이트를 사용했다. 1910년 발칸 전투에서 콜레라가 창궐하였는데, 이들은 벤토나이트를 사용하여 60%에 달하던 사망률을 3%대로 떨어뜨렸다고 한다.

세계 각지에서 벤토나이트를 이용해서 각종 질병을 치료했음을 보여 주는 기록들이 보고되고 있다.

한때 한국 TV에 방영되어 전 국민의 관심을 끌었던 베트남 빈푹성 럽탁마을 사람들은 예로부터 돌을 먹었다고 한다. 이 마을의 건강한 80세 노인은 무려 65년간 돌을 먹었다고 하는데 흔한 돌을 먹은 것이 아니고 마을 뒷산에서 캐낸 특별한 돌을 골라서 먹었다고 한다. 주민들은 500여 년 전부터 우리나라 차돌과 같은 하얀색 돌을 식용으로 사용해 왔는데, 미네랄과 규산염이 풍부한 고순도의 광물로 분석되고 있다. 임산부는 이 돌을 먹으면 아기가 예뻐진다고 하여 먹기도 한다. 포만감이 생겨 과거에는 배를 채우기 위한 용도였지만, 현재는 의약용으로 사용하고 있다. 실제 현지에서 이 돌은 100g당 5만 원이 넘는 고가로 판매되고 있다. 임산부들이 이 돌을 원하고 당기는 것은 몸 안을 해독해서 태아를 보호하려는 본능에서 생긴 것으로, 벤토나이트의 제독능력을 엿볼 수 있다.

다국적 기업 진실 은폐

세계 각지의 사람들이 벤토나이트를 먹고 있는 사실이 발견되는 가운데 일부 국가는 이 돌을 정력제, 치료 목적, 해독, 미네랄 보충제로 사용해 오고 있다. 기근 때에는 구황식품으로, 또 임신했을 때 사용하거나 종교의식에 이용해 왔다. 사람도 동물과 같이 본능적으로 몸에 이로운 것을 찾게 된다는 논리이다.

현대 과학은 벤토나이트를 다이어트나 체중 조절에 활용하기도 한다.

벤토나이트는 칼슘, 마그네슘, 게르마늄, 셀레늄 등 60여 가지의 각종 천연미네랄 성분이 포함되어 있어 우리 피부의 독소, 불순물, 중금속 같은 내부의 오염물질을 흡수하여 배출하는 역할을 한다. 피부 미백 효과도 뛰어나다.

벤토나이트는 흡착력이 우수하고 미립자가 피부 깊숙이 침투해서 노폐물과 피지, 중금속, 유해균 등을 피부 밖으로 배출시키고 피부의 청결, 탄력, 영양 공급이 가능하기에 각종 미용 산업에 활용되고 있다.

1,000가지의 효능을 가진 벤토나이트는 온갖 질병의 치료제로 사용될 뿐만 아니라 피부 미용, 머리 염색, 녹조 제거, 동물사료,

농업, 원예, 양식장, 방사능 제거 등 다양한 용도로 사용되고 있다.

한국 J 대학교 K 교수는 럽탁마을 사람들이 '웅오아'라고 불리는 하얀 돌가루를 오랜 기간 먹고도 특별한 이상이 발견되지 않는 것은 돌에 인체 필수 미네랄은 풍부하고 독성이 없기 때문이라고 분석했다.

그런데 1938년에 인류에게 처음 소개되었던 벤토나이트가 60년 동안 사라졌다가 미국에서 1998년에 다시 등장한 이유는 무엇일까? 벤토나이트가 이렇게 좋다 보니 그동안 다국적 제약사들은 전 세계 고순도 천연 벤토나이트 광산을 사들여 자신들의 회사에서 만드는 약이나 화장품을 제조하는 데 사용해 왔던 것이다.

그들은 벤토나이트(규산염)란 이름을 감추고 약, 치약, 실리카칼슘, 마그네슘 등 미네랄 보충제로 이름을 둔갑시켜 다국적 기업의 불로장생 건강기능식품으로 소비자에게 팔아 왔다.

6.
암 치료제 '떡돌'
벤토나이트

한국지질자원연구원 신약물질 개발

'떡돌'로 불리는 점토광물 벤토나이트가 간암, 대장염, 헬리코박터, 고혈압 등 신약 후보물질의 원료로 주목받고 있다. 메디컬 광물인 벤토나이트는 규소가 풍부한 규산염 광물이다.

한국지질자원연구원은 지난 2016년부터 포항 실증연구센터에 벤토나이트 등 포항 지역에서 채굴되는 기능성 상업 광물을 이용한 신소재 개발에 주력해 왔다.

벤토나이트 등 규소 성분을 많이 포함한 신약 후보물질은 체내 흡수율을 개선시키는 간암 치료제, 염증성 대장염, 치료제, 제균력 향상, 헬리코박터 치료제, 제어 방출 고혈압 치료제, 세균성 대장염 치료제 등에서 효능을 보여 동물 실험을 통과했으며 상업화 단계를 눈앞에 두고 있다.

한국지질자원연구원과 서울대 공동연구팀이 개발한 간암 치료제 물질의 경우 기존 치료제인 소라페닙에 벤토나이트를 정제한 성분을 섞어 동물에 주입한 결과 혈중 약물 농도는 50배, 체내 흡수율은 26배나 개선되는 효과를 나타냈다.

기존 간암 표적 항암제는 용해도가 낮아 체내 흡수율이 떨어지는 데 반해 벤토나이트를 간암 표적 항암제에 혼합한 결과, 약의 흡수율이 높아지는 복합체가 탄생하게 되었다.

최근 한국지질자원연구원은 신약 후보물질로 벤토나이트, 스멕타이트, 카올리나이트, 디타이트 등 국내에서 흔하게 관찰되는 점토광물을 선정했는데, 이들 물질의 구성에서 가장 높은 비중을 차지하는 원소는 규소이다.

우리나라 점토광물은 대부분 신생대 제3기(6500만 년 전~180만 년 전) 화산활동으로 만들어진 화산암과 화산쇄설암이 기원이며 경상도에 다량 매장되어 있다. 이들 광물은 판산형의 독특한 구조를 구성하고 있고 넓은 비표면적, 높은 이온 흡착증, 팽윤력 등 다양한 물리 약학적 특징을 갖고 있다. 점토광물은 화장품, 치약은 물론 소화기관에 작용하는 제산제, 위장관 보호제, 지사제, 정제, 현탁제 등 제약 및 치료제, 첨단 바이오산업에 폭넓게 활용되고 있다.

김복철 한국지질자원연구원장은 코로나19로 전 세계가 혼돈에 빠진 시기에 이 같은 내용을 전하면서 "메디컬 광물이 현재는 코로나19와 같은 바이러스 제거에 직접 적용할 수 있는 단계는 아니지만 이제 어려운 질병 치료에 기여할 수 있는 의미 있는 물질로 주목받기 시작했다."라고 밝혔다.

2020년 한국지질자원연구원은 '벤토나이트를 유효성분으로 포함하는 대사성 골 질환 예방과 치료용 약학적 조성물', '벤토나이트를 유효성분으로 포함하는 화장료 조성물' 등에 대한 특허를 출원하는 등 식·의약품에 광물질의 활용기술개발에 주력하고 있다. 특히 한국지질자원연구원의 석학들은 수년 전부터 벤토나이트에서 실리카, 즉 수용성규소를 추출하는 방법에 대해 연구하고 관련 특허를 진행 중에 있다. 이들은 "광물에서 규소 성분을 추출하여 의학적인 '먹고 바르는' 치료제로 변모시키겠다."라는 의지를 높이고 있다.

7.
규소는 암 치료와
면역력 강화물질

세포의 핵심은 미토콘드리아(Mitochondria)

전 세계가 코로나바이러스감염증-19로 혼란에 빠지면서 백신, 치료제의 개발을 서두르는 가운데, 면역력 강화가 최선의 방어 체계라는 주장이 꾸준히 제기되고 있다.

기초과학연구원(IBS)에 따르면 코로나19는 면역력이 떨어진 노약자나 기저 질환자에서 치사율이 높다고 한다. 임시방편 치료제로 렘데시비르를 포함한 항바이러스제가 사용되기도 한다.

미국·프랑스 일부에서는 자가 면역 질환 치료제인 TNF차단제 및 비스테로이드 계열의 항염증제를 사용해 보지만, '명답'은 나오지 않고 있다.

백신은 병에 걸리지 않은 사람에게 접종한 후 감염 여부를 확인해야 하므로 안전성, 유효성 검증에 많은 시간이 걸린다. 변종 바이러스가 또다시 창궐할 경우 인류는 심각한 상황에 부닥치게 된다.

면역 체계! 우리 인체는 적의 공격에 견딜 수 있는 튼튼한 요새와 방어군이 필요하다. 피부가 외부 침입자를 막아 주는 견고한 일차 방어벽이라면 손 씻기는 매우 중요한 방어 활동이다. 적들이 성벽을 넘어 내부로 침입하는 첫 단계가 코, 구강, 허파인데 공기 통로의 벽은 점액을 생산하는 세포로 덮여 있다. 매우 효과적인 여과장치이다! 기관과 기관지의 상피세포는 일부 세포가 손상되어도 기저막을 비롯한 내부 조직을 보호하는 데 효과적인 보호 울타리 역할을 수행하고 있다.

하지만 바이러스는 세포에 침투하여 자신의 생존을 위해 인체를 파괴한다. 바이러스는 독립적인 신진대사가 불가능하여 살아 있는 생물세포에 침투해서 세포를 매개체로 증식하고 분열하기 때문이다.

코로나19 바이러스는 표면 곳곳에 뾰족하게 솟아 있는 돌기 단백질을 도구 삼아 인체세포에 침투에 들어간다. 세포막이 돌기 단백질을 막아 내면세포가 바이러스에 감염되는 것을 차단할 수 있다. 또한, 바이러스가 세포막을 뚫고 세포 내에 침입했을 때는 세포 자체에서 사멸시키는 힘이 필요하다. 인체의 각 세포가 튼실해져야 바이러스에 대항하는 면역력이 높아진다는 결론이다. 어떻게 해야 세포가 외부 침입자로부터 강해질까?

의과대학 기초 수업에서 문제점을 살펴보자.

우리 인체는 구조적·기능적 수준에서 조직화되어 있으며 각각의 유기적인 연관에 의해서 하나의 완전한 유기체를 형성한다.

인체의 해부학적 구성은 '세포 수준(Cellular Level) → 조직 수준(Tissue Level) → 기관 수준(Organ Level) → 계통 수준(System Level)'으로 이루어져 있다. 자동차로 말하면 부속품이 단위별로 모여 엔진, 뼈대 등 완성차를 만들어 내는 입체적인 형태를 말한다. 이 같은 해부학적 구성과 함께 건강하게 살아 있는 사람의 기관이나 세포의 기계적, 생리적, 생화학적 기능에 대해 연구하는 생리학이 우리의 건강 문제를 다룬다. 자동차 부속품의 기능은 무엇이고 어떻게 작동하는지를 연구하는 것과 같다.

인체의 가장 기초 단위는 세포(cell)이고 인체는 세포들의 결합체로서 모든 해부생리학은 세포에서 출발한다. 질병 치료의 신세계가 열린다며 유명해진 배아줄기세포, 성체줄기세포, 유도만능줄기세포 등도 세포에 관한 연구이다. 이제는 이런 줄기세포들이 인류에 공헌하기도 전에 바이러스의 공격부터 막아 내야 하는 현실이 되었다.

모든 생물체의 구조적·기능적 기본 단위인 세포는 어떻게 구성되어 있을까?

세포는 세포막으로 둘러싸인 세포질로 구성되어 있으며 단백질 및 핵산과 같은 많은 생체분자가 포함되어 있다. 각 세포에는 외부 침입자가 들어오면 포식작용을 하고 단백질을 합성, 가공, 분비하고 쓰고 남은 것을 정리하는 착한 청소부도 있다. 이 중 세포의 '화력발전소'로 불리는 미토콘드리아(Mitochondria)라는 세포호흡을 담당하는 세포소기관이 있는데 생명 활동에 절대 필요로 하는 에너지인 ATP를 생산한다. 미토콘드리아(Mitochondria)는 DNA를 복제, 분열하고 세포의 오작동으로 종양을 발생하지 않게 하는 등 첨단 기능을 수행한다.

신이 우리 몸에 넣어 준 물질이 있다면 미토콘드리아라고 할 정도로 아직도 신비에 싸여 있으며 기원에 대한 단서를 밝히지 못하고 있다.

세포 내부에서는 미토콘드리아(Mitochondria)가 왕(王)이다.

주요 질환은 미토콘드리아(Mitochondria) 이상

미토콘드리아(Mitochondria)에 질환이 생기면 손상된 부분에 따라 발육 부진, 근력 약화 및 근육 조절 상실, 시력 및 청력 손상, 발달장애 및 학습장애, 정신 박약, 심장·간·신장과 관련된 질환, 소화 기관 질환, 심한 변비, 호흡기 질환, 당뇨병, 감염 가능성이 증가한다는 것이 의학계의 정설이다. 또 신경과 관련된 질환이나 간질,

갑상샘 장애, 치매 등이 나타난다고 한다.

국내 연구진이 세계 최초로 미토콘드리아의 DNA 감소가 인슐린 저항성이 증대되어 당뇨병 발병에 주된 원인이 된다는 사실을 증명하여 《J. Biol. Chem.》에 보고한 바 있다.

한국과학기술원 정종경 교수 연구팀과 바이오벤처 업체 ㈜제닉셀 및 충남대 의대와 공동으로 실시한 연구에서 미토콘드리아의 변형 또는 파괴가 파킨슨병을 유발한다는 사실을 밝혀 《Nature》지에 게재했다.

인제대학교 심혈관대사질환 센터 한진 교수는 "주요 질환들의 근본적인 병인은 미토콘드리아 기능 이상이다."라며 "새로운 질병 치료 타깃으로 미토콘트리아 기능 회복 치료 전략을 수립하자."라는 제안을 분자생물학 저널에 특별기고했다.

암의 발생 원인 중 하나가 활성산소에 의한 유전자의 손상이다. 미토콘드리아는 대량의 산소를 사용하여 에너지를 생산하기 때문에 평소에도 많은 활성산소를 발생하게 된다. 더구나 바이러스와 외적 요인에 침범을 당한 미토콘드리아는 활성산소를 더욱 증가시키게 되며 유전자를 손상해 암을 전이시키는 악순환을 낳는다.

미토콘드리아(Mitochondria)의 먹이는 규소

규소는 미토콘드리아를 활성화하여 활성산소가 과잉되는 것을 예방할 수 있다.

우리는 면역력을 기르기 위해 현미, 보리, 곡류, 미역, 다시마, 톳, 콩, 쇠뜨기, 바나나, 오이 껍질, 푸른 고추, 감자 등을 건강식으로 섭취하는데 이들 식품에는 규소가 풍부하다. 결국 규소 성분이 풍부한 식품을 섭취함으로써 건강한 신체를 만들 수 있게 된다.

대나무에 소금을 넣고 고열(800℃ 이상)로 가열하여 사용하는 죽염도 과학적으로는 대나무 표피 부분의 칼륨과 규소를 녹여서 우리 인체에 활용한다.

한때 전국에 '쇠뜨기 달여 먹기' 열풍이 분 적이 있었다. 원자폭탄이 떨어져 폐허가 되었던 일본 히로시마에서 가장 먼저 새싹을 틔운 것이 쇠뜨기였다. 그리고 아침마다 잘 익은 바나나를 먹는 것은 건강에 유익하다며 온 국민이 관심을 두고 있다. 이 두 식품의 공통점은 규소가 풍부하다는 것이지만, 문제는 식품으로의 규소 섭취는 그 양이 적고 체내 이용률이 낮아 약성이 발휘되지 못한다는 점이다.

의사이면서 면역학의 대가로 꼽히는 일본 니가타(新潟)대 대학원 아부(アボ) 교수는 "몸을 따뜻하게 하고 심호흡하며 미토콘드리아계 대사 경로를 부활시키면 암세포 분열은 1개월에서 3개월 정도에서 멈출 것이다."라며 2011년 고려대학교 보건과학대학 세미나에서 밝혔다.

그는 암 발생의 원리는 저산소·저체온이 문제라고 지적하고 "무조건 수술로 암 덩어리를 잘라내고 항암제와 방사선으로 암을 공격하려고만 하면 암을 악화시킬 뿐이다."라며 수술, 항암, 방사선 치료법을 반대했다.

아부 교수는 "탄수화물을 원료로 당을 분해해서 에너지를 만드는 해당계가 우위인 상황에서 암세포가 증식한다는 것은 1931년 노벨 의학생리학상을 수상한 독일의 생화학자 오토 바르부르크(Otto Heinrich Warburg, 1883~1970)의 연구를 통해서도 알 수 있었다."라고 지적했다.

그는 "미토콘드리아계가 활동하기 쉬운 생활로 바꾸는 것이 치료의 핵심이다."라고 주장하고 있다.

일본에서는 100여 명의 의사들이 아부 교수 논리에 동조하면서 임상 시험에서 미토콘드리아의 먹이인 규소식품 먹기를 권유하고 있다. 그들은 도쿄에서 매년 모여 임상 결과를 발표하는데 병원에서 6개월의 여명 진단을 받은 환자가 3년, 4년째 사는 사례가 많다고 강조한다.

아부 교수의 최신 암 치료법의 요지는 다음과 같다.

① 규소식품을 잘 먹는다.
② 미토콘드리아가 매우 좋아하는 태양광에 의한 일광욕이나 목욕을 하여 몸을 따뜻하게 한다.
③ 유산소 운동을 알맞게 하여 혈중 산소 농도를 높인다.

아부 교수는 1996년 '백혈구의 자율신경 지배 메커니즘'을 세계 최초로 밝혀냄으로써 스트레스와 질병의 관계를 입증한 바 있다.

결론적으로 바이러스를 이길 힘도 암을 극복할 수 있는 기전도 세포 내 미토콘드리아의 활성화에 있다는 사실을 알 수 있다.

일본 의약품 GLP(Good Laboratory Practice)의 실험 결과를 보면 규소가 미토콘드리아를 활성화하는 과정을 쉽게 이해할 수 있다.

실험에 따르면 "규소는 인체 섭취 후 2~3시간 경과 후 혈액 내의 규소가 최고 농도로 상승하며 사용하고 남은 규소는 체내에 축적되지 않고 9~13시간 사이에 소변으로 배출된다는 안전성을 입증하였다."라며 《The American Journal of Clinical Nutrition》(Volume 75, Issue 5, May 2002, pp.887-893)에 게재했다.

실제 임상에서 보면 규소를 복용하고 2~3시간 정도 지나면 온몸이 따뜻해지는 것을 느낄 수 있는데, 이는 체내 화력발전소인 미토콘드리아에 연료가 공급됐기 때문이다.

규소가 미토콘드리아의 먹이인 셈이다.

규소와 관련해 1939년 성호르몬 연구로 노벨상을 받은 아돌프 부테난트(Adolf Butenandt)는 "규소는 현재에도 아주 먼 옛날에도 생명 발생에 결정적으로 관여하고 있고 생명 유지에 필수적이다."라며 규소의 중요성을 강조했다.

세균학의 아버지로 불리는 루이스 파스퇴르(Louis Pasteur)의 "규소는 앞으로 치료 분야에 큰 역할을 할 것이다."라는 고견을 비추어 볼 때 인류와 바이러스와의 전쟁에서 규소의 효용성 연구가 시급한 상황이다.

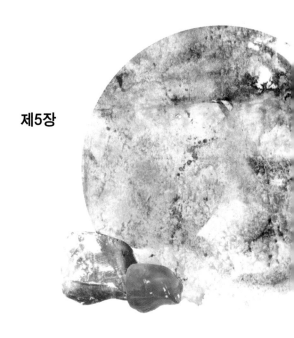

제5장

인류 질병 치료 역사
약용광물과 함께

1.
고·현대 약리학에 나타난 규소

『본초강목』! 300여 종 약용광물 수록

한의학과 현대의학은 약용광물을 고대부터 현재까지 폭넓게 이용하고 있다.

허준 선생의 『동의보감(東醫寶鑑)』(1613)에 92종의 광물 처방이 있으며 중국의 대표적 고문헌인 『산해경(山海經)』(BC 400~450)에 60여 종, 『신농본초경(神農本草經)』(AD 2)에 46종, 그 유명한 이시진 선생의 『본초강목(本草綱目)』(1596)에 300여 종의 약용광물이 수록되어 있다.

현재 약국에서 판매되고 있는 한약들은 『대한민국약전(大韓民國藥典)』의 한약 규격집을 따르는데, 여기에 광물성 약제 31종이 수록되어 제조·판매되고 있다.

인류의 질병 치료 역사는 약용광물 사용과 함께한다. 인류 기원인 호모 에렉투스와 네안데르탈인이 상처 치료와 염증 제거에 물과 황토를 혼합하여 피부를 닦은 흔적이 과학자들에게 발견되곤 한다.

세계 4대 문명의 발상지인 나일강의 고대 이집트 문명, 티그리스·유프라테스강 유역의 메소포타미아 문명, 인더스강의 인더스 문명, 중국 황허강의 황허 문명 등 이 지역 고대인들은 농경 사회를 이루면서 흙과 암석을 각종 질병 치료에 사용했다는 사실이 벽화나 기록을 통해 밝혀지고 있다.

그리스 고대 문헌에는 피부병 치료나 뱀 등 해충에 물렸을 때 진흙을 치료제로 사용했다는 사실도 기록되어 있다.

현재도 사용하고 있는 진흙과 수정의 활용법은 고대부터 내려오는 광물처방 중 하나이다.

9~10세기경 중세 아라비아 의사들은 진흙을 의료용과 일반용으로 분류하는 등 내용물의 과학적 접근을 시도했다. 점토의 순도를 높여 열대 지방의 난제인 말라리아 치료제로 사용하기에 이른다.

르네상스 시대의 기록을 살펴보면 의약품 사용과 규정을 담은 약전에 다양한 광물들이 종류별로 수록되어 있다.

이어 경험주의 과학이 발달한 1800년대 말기부터는 학계를 중심으로 광물의 결정 구조와 명확한 화학 구성 상태를 연구하는 학문이 발달하여 약학에 사용되는 광물의 수는 증가하게 된다.

인체 필수 미네랄이라고 하는 구리, 철분, 마그네슘, 아연, 크롬, 망간, 셀레늄 등은 광물질로 우리 몸 전체의 4% 정도를 구성하면서 생존에 깊이 관여한다.

이 물질들은 뼈, 치아 구성, 혈액 속 산소 운반, 소화, 삼투압 조절 등 몸속 다양한 생리 조절과 면역세포의 활성화를 높이는 기능을 수행한다.

체내 미네랄 불균형은 만성피로를 불러오고, 스트레스 수치를 높이고 심장 질환 발생 위험을 가중하는 등 삶의 질을 떨어지게 할 뿐 아니라 치명적인 질병에 노출될 위험도 증가시킨다.

한국 의약품 30여 종 광물 사용 중

현재 한국도 30여 종의 광물이 의약품과 유화제, 부형제, 흡수제로 사용되고 있는데 의약품 제조에는 스멕타이트, 고령석 등의 점토광물과 깁사이트, 방해석, 석고, 형석, 규석(활석) 등이 활용되고 있다.

스멕타이트는 비표면적 흡수성이 높기 때문에 주로 위장보호제와 지사제로 사용된다. '스멕타 현탁액'은 단일 성분만으로 식도, 위, 십이지장과 대장 질환 통증을 완화하는 작용을 수행한다.

위장 현탁액으로 널리 알려진 '겔포스'는 인산알루미늄(위산흡착 제산작용)과 수산화마그네슘(위산중화제산작용), 시메치콘(가스제거)이 혼합된 제제이다.

고령석과 규석(활석)은 피부 보호제로, 석고는 천연 해열제로, 제올라이트는 독성물질을 제거하는 건강식품으로 사용되고 있다.

흥미로운 사실은 우황청심원(牛黃淸心元)이 고대부터 현재까지 신경 안정, 정신 불안, 중풍성 질환, 뇌졸중 후유증인 전신불수, 수족 불수, 정신 혼미, 안면신경 마비, 심장 질환 등에 사용되고 있다는 점이다.

『동의보감』에 따르면 위의 증상이 응급을 필요로 할 경우에는 우황청심원을 기사회생의 약으로 사용하지만, 장기적인 치료나 예방 목적에는 거풍지보단(祛風至寶丹), 풍사환(風瀉丸), 청간소풍단(淸肝消風丹)을 사용하라고 기록되어 있다.

이를 통해 당시 치료 약과 예방약을 구분해서 처방했다는 사실을 알 수 있다.

2.
동양의학!
곱돌·활석(규소) 난치병 약재

『동의보감』! 규소 치매, 뇌 질환, 심장 질환에 사용

현재 시중 약국에서 판매되고 있는 풍사환, 거풍지보단의 주성
분은 규소(활석) 225.0㎎(3g 중)으로 뇌 질환 예방약이다.

선조들은 오래전부터 규소(활석)를 치매, 뇌 질환, 심장 질환 등
당시에는 치료가 어려운 각종 난치병 환자의 주 약재로 사용해 왔
다는 사실을 알 수 있다.

원소기호 14번인 규소를 한의학에서는 규석, 활석(滑石)이라고 한
다. 또 요석(脅石), 액석(掖石), 공석(共石), 탈석(脫石), 번석(番石), 석냉
(夕冷), 취석(脆石), 유석(留石), 화석(畵石), 백활석(白滑石), 계부활석(桂
府滑石), 경활석(硬滑石), 연활석(軟滑石) 등으로 불린다.

허준 선생은 『동의보감(東醫寶鑑)』에서 규석을 곱돌로 명명했다.

규소(활석)의 약리작용은 『신농본초경(神農本草經)』과 『명의별록(名醫別錄)』을 추주(鄒澍)가 주해한 『본경소증(本經疏證)』에 명확하게 서술되어 있다. 이 『본경(本經)』은 방대한 양의 본초들에 대한 특성을 자세히 해설하고 임상에 유용한 내용을 처방과 함께 상세하게 설명하고 있다.

규소(활석)는 "폐(肺), 위(胃) 방광(膀胱), 비(脾) 등의 경락을 활성화하며 신열(身熱), 설사(泄瀉), 여성의 난산(難産)과 소변이 시원하지 않은 증상을 치료한다." 또 "소변을 시원하게 하고 장위(腸胃)의 적취를 제거하고 한열왕래(寒熱往來)를 치료하여 정기(精氣)를 북돋는다."라고 설명한다.

특히 규소를 장복하면 몸이 가벼워지고 허기를 적게 느끼며 장수한다고 『본경』은 덧붙였다.

『본초강목』! 규소, 황달·수종·각기병 치료

중국 원나라 시대 주진형(朱震亨)은 양유여음부족론(陽有餘陰不足論)과 상화론(相火論)의 치료 방법으로 알려진 유명한 한의사이다.

그는 당시 혼탁한 사회를 지적하고 건강을 지키기 위해 음식과 색욕 절제를 강조했는데, 현대 사회상과 닮아 주목받는 한의학자이다.

주진형 선생은 "규소(활석)는 습(濕)을 제거하고 소변(小便)을 잘 나오게 하고 대장(大腸)을 튼튼하게 하고 음식물의 독(毒)을 없애고 정체된 것을 흐르게 하고 혈(血)이 응결된 것을 몰아내고 갈증을 풀어 준다."라며 규소를 중요한 한약재로 활용했다.

또 "비위(脾胃)를 보충하고 심화(心火)를 내리고 결석(結石)을 동반한 임증(淋證)을 치료하는 좋은 약이다."라고 밝혔다.

『본초강목(本草綱目)』은 명나라 이시진(李時珍) 선생이 중국 약초의 본거지로 알려진 태항산에서 27년간의 자료를 모아 완성한 불후의 명의서이다.

본서는 흙, 옥, 돌, 초목, 금수, 충어 등 1,892종이 7항목에 걸쳐 상세하게 약재를 설명하고 있다.

이시진 선생은 『본초강목』에 "규소는 황달(黃疸), 수종(水腫), 각기병(脚氣病)을 치료하고 각혈 증상, 코피, 금속에 의한 상처, 기타 출혈, 모든 부스럼을 치료한다."라고 기록하고 있다.

『동의보감(東醫寶鑑)』도 활석(滑石)의 다양한 효능(效能)을 수록했다.

규소(활석)의 성질은 차고, 맛은 달며, 독이 없다고 분석했다. 규소(활석)는 설사와 이질 치료에 사용하고 출산 후 젖이 잘 나오지 않거나 유방에 발생하는 유옹(乳癰)을 낫게 하며 진액을 잘 돌게 하는 데 처방했다.

오줌이 막힌 증상을 개선하고 위 속의 적취를 씻어 내며 9규(인체의 9구멍)와 6부(장부)의 진액을 잘 통하게 하고 몰리지 않게 하는 순환작용에도 탁월하다고 기록되어 있다. 또한, 규소는 갈증을 멈추게 하고 번열(가슴앓이)이나 속이 마르는 감을 낫게 하는 데 사용한다.

한의학 용어이지만, 『동의보감』에서 규소(활석)는 방광습열(膀胱濕熱), 급성 요도 감염(尿道感染), 서열번갈(暑熱煩渴). 설사(泄瀉), 소변불리(小便不利), 수종각기(水腫脚氣), 요림삽통(尿淋澁痛), 습창비자(濕瘡痱子) 등 활용도가 높게 나타나고 있다.

고서에서 규소(활석)가 사용되는 몇 가지 구체적인 처방을 살펴본다.

반위증(反胃症)의 경우(서양의학에 말하는 위암, 유문협착증, 식도협착증, 췌장염 등에서 보이는 증후) 규소(활석) 가루를 생강즙에 가라앉힌 녹마로 반죽하여 알약을 만들어 수시로 먹으면 효과가 있다고 한다. 갑자기 토하거나 구역질이 나는 경우는 규소(활석) 가루를 따뜻한 물에 8g씩 타서 먹게 했다.

세종대왕! 소갈증(당뇨)에 익원산(규소) 사용

세종대왕도 고생하셨다던 소갈증(消渴症: 당뇨 환자들이 호소하는 다식, 다뇨, 다음과 비슷한 증상)에도 규소(활석) 가루 12g을 깨끗한 물이나 꿀물에 타서 먹게 했다. 일명 신백산, 익원산이라고도 한다.

소변이 잘 나오게 하는 데도 익원산을 처방했으며 배뇨장애가 발생하는 임증(淋證)의 경우 규소(활석) 6~15g을 탕제, 환약 형태로 복용했다. 외용약으로 사용할 경우는 가루를 내어 뿌리면 상처가 호전된다.

고대 의서를 통해 규소를 먹고 뿌리고 발라서 이물질과 세균을 녹이고 막힌 곳을 뚫고 인체를 재생시켰다는 사실을 알 수 있다.

이 같은 증상의 질병에 걸리면 환자의 고통은 가중되고 치료가 어려웠던 당시 상황을 인식하면서 규소의 중요성을 강조해 본다.

현대 중국! 요로결석증에 규소 활용

현대에 들어서 중국 오금헌, 양보헌 선생 등이 한약재 규소(활석)로 '요로결석증(尿路結石症:urolithiasis)' 치료에 성공한 임상 사례를 의약전문지 《신중의》 1985년 제2기 호와 1990년 제3기 호에 각각

기고했다.

이를 중약자원의 세계화를 위한 《중국비방험방정선》에 요약 발표하여 세계 최대 약재 생산 국가로서 중의학의 우월적 위상을 선점하려 했다.

요로결석증은 이물질 결석이 요로감염을 일으키고 콩팥 기능을 상실시키기도 하며 방광염 동반 등 산후통과 같은 심한 통증이 유발되면서 오심, 구토, 창백, 발한, 혈뇨, 빈뇨 등을 호소하게 된다.

처방으로는 활석(滑石) 18g과 노르스름하게 볶은 화초(火硝) 6g을 약탕기 안에 넣고 물을 큰 사발로 1그릇 부어 10분 동안 달인다. 이렇게 달여진 약액(藥液) 1첩 분량을 1일 2회로 나누어 복용한다.

이 처방은 오금헌 선생이 50여 년간 방광 결석이나 요로 결석, 신장 결석 치료에 사용하여 임상 결과가 우수했던 경험방이다.

이같이 규소(활석)가 고대부터 한의서에 처방되어 현대까지 각종 난치병에 활용된 사례들을 알 수 있다.

이는 최근 현대 과학에서 밝혀낸 규소(활석)의 7대 특성인 항산화력(환원력), 분해력, 침투력, 세정력, 살균력, 세포 부활력, 진통 소염력 등이 동일하게 적용된 사실로 분석된다.

수용성규소(실리카)
임상 및 체험 사례

수용성규소(실리카)의 인체 효능과 약리작용이 알려지기 시작하면서 의료 선진국을 중심으로 학회와 관련 단체가 설립되는 등 관심이 높아지고 있습니다.

독일은 정부 차원의 엄격한 '레호름(식품의약품안전기준)' 검사를 통해 "규소는 가장 중요한 4대 영양소 중 하나"라고 발표하여 가정에서는 상비약처럼 구비하고 있습니다.

수십 년 전부터 미국과 영국은 규소에 대한 연구 검증을 마치고 '규소의 고갈과 노화'와의 연관성을 밝히는가 하면 치매와 뇌 질환 예방물질로 보급하고 있습니다.

일본은 오래전부터 의사, 과학자, 학계를 중심으로 수용성규소 (실리카)에 대한 연구가 활발히 진행되고 있습니다만, 초기에는 이들도 많은 의구심을 가지고 출발했습니다.

2008년 오사카시에 '일본규소의과학회' 설립한 것을 시작으로 2011년에는 '일본규소의료연구회', '일본규소요법연구회', '일본규소 요법회', '일본규소학회' 등의 전문단체를 설립해 의료계, 대학 등에서 규소 의료에 대한 연구와 정보를 교환하고 있습니다.

중국도 2014년 '중국규소의과학회'가 설립되어 1억 명이나 앓고 있는 당뇨병 퇴치와 각종 난치병에 수용성규소(실리카)의 활용도를 찾고 있습니다.

한국은 1992년에 H사에서 발명 특허를 취득하고 생산을 시작하였으나 아직은 수처리제 용도로만 사용하고 있으며, 2017년 수용성규소(실리카)를 음용하고 효능을 체험한 정치인, 의사, 약사, 학자, 일반인 등 각계 인사들을 중심으로 서울 AT센터에서 '한국규사모연합회'를 창립하고 연구 활동을 펼치고 있습니다.

본 장에서는 일본 내 의사, 치과의사, 학자 등이 수용성규소(실리카)에 대한 임상 사례를 책으로 출간하거나 홈페이지에 공개한 내용을 인용 참고하여 소개합니다.

수록하는 내용은 4명의 의사가 의료 현장에서 환자들을 대상으로 수용성규소(실리카)를 음용케 한 후 내담한 자료를 관련 학회나 저술에 공개한 것입니다.

한국의 경우 수용성규소(실리카)가 알려진 후 놀라울 정도로 많은 이의 체험 사례가 보고되고 있으나 아직은 구체적인 자료 수집 단계에 있습니다.

일본은 수용성규소(실리카)를 '의료용수'로 허가하여 일반인의 접근을 쉽게 한 반면, 한국은 관련법이 미비합니다. 이로 인해 자칫 과대광고가 우려되어 각종 사례를 공개하지 못함을 송구하게 생각합니다.

그러나 '한국규사모연합회' 창립 당시 일부 인사들이 공개한 내용을 소개해 드리고자 합니다.

소개하는 임상 사례는 의사, 학자 등 저자들의 현장 중심 임상 사례임을 밝히며 의학계나 과학계에 보고되고 검증된 내용이 아니니 독자들께서는 참고 자료로 이해하시길 당부합니다.

원본에 충실하다 보니 체계적·과학적이지 못하고 부족한 부분이 많습니다. 폭넓은 양해를 부탁드립니다.

일본 호소이피부과 원장
의학박사 호소이 무츠다카

백발, 검고 탐스러운 머리로!

피부 연령, 60대에서 40대 수준으로

저는 호소이피부과를 운영하는 개업 의사입니다.

수용성규소(실리카)를 접하고 환자의 다양한 임상사례를 수집하여 효능과 약리작용을 학회에 보고하는 등 통합의학적 관점에서 병원을 운영하고 있습니다.

1946년생인 저는 수용성규소(실리카)를 알기 전에 백발이었는데 지속적으로 음용하고 머리카락에 뿌렸더니 이제는 머리 전체가 검은색으로 탈바꿈되었습니다. 물론 머리숱도 풍부해졌지요.

병원에서 사용하는 피부 연령 측정기로 제 피부를 측정한 결과, 40대 수준으로 20년 이상 젊게 평가되었습니다.

이 같은 현상은 수용성규소(실리카)가 나이가 들면서 생산이 중지되는 모근세포를 부활시키고 검은 색소인 멜라노사이드의 생산을 활성화시켰기 때문으로 보입니다.

특히 머리카락이 살아나고 모발 색상이 검게 변하는 현상은 모근의 부활만으로는 어려운데 이는 수용성규소(실리카)가 두피의 혈행까지 개선해서 모발의 성장을 촉진하는 것으로 분석됩니다.

▶ 수용성규소(실리카) 복용으로 파킨슨병 개선

우리 병원이 통합의학을 받아들인 후 소문이 났는지 많은 환자가 찾아와서 각종 난치병을 상담했습니다.

하루는 파킨슨병을 앓고 있는 60대 여성이 내원하여 손 떨림 증상이 심하고 물건 잡기가 힘들며 보행도 곤란함을 호소했습니다.

파킨슨병은 뇌 신경에 병변이 생겨 신체 기능에 문제가 발생한 난치병입니다. 현대의학은 이 증상에 몸을 부드럽게 움직이게 하는 치료제로 처방하지만, 완치는 장담할 수 없는 질환입니다.

이 여성 환자 역시 약 효과가 뚜렷하지 않았고 대학병원에서 치료 불가능 판정을 받은 상태였습니다.

제가 환자에게 큰 병원에서 치료하지 않고 개인병원을 찾은 이유를 물었더니 "선생님이라면 어떻게든 해 주실 것 같다."라며 고통을 호소했습니다. 저는 의사로서 사명감을 느끼며 수용성규소(실리카)를 하루 10㎖씩 음용하도록 권유했습니다. 2주일 후 환자는 손 떨림이 멈추고 걸음걸이가 원만해지면서 여행을 다녀올 정도까지 호전되었습니다.

의사인 저도 깜짝 놀랐습니다! 불치병인 파킨슨병의 몇 가지 원인 중 하나는 뇌세포의 미토콘드리아 문제로 알려져 있습니다. 미토콘드리아는 에너지를 생산하여 세포의 활동을 지지하는 엔진과 같은 존재입니다. 따라서 뇌세포의 미토콘드리아 기능에 문제가 생기면 뇌로부터 명령을 받는 신체 동작에 이상이 생깁니다. 미토콘드리아는 규소를 함유하고 있습니다. 수용성규소(실리카)를 보중하게 되면 미토콘드리아가 활성화되어 뇌세포의 기능이 개선될 수 있습니다.

수용성규소(실리카)의 강력한 항산화력이 미토콘드리아의 불균형을 개선한다는 논리입니다.

이웃 병원에서도 수용성규소(실리카) 복용으로 파킨슨병의 증상인 손 떨림이 개선된 사례가 보고되고 있습니다.

▶ 근육통 보행 불편 환자 3일 만에 호전

20대 여성이 하지 근육통으로 걸을 수 없는 상태였는데 환부에 수용성규소(실리카)를 발랐더니 3일 만에 통증이 사라지고 보행이 원활해졌습니다.

▶ 화상 3일 만에 완치

직장에서 커피를 쏟아 화상을 입은 20대 여성의 환부에 수용성규소(실리카)를 발랐더니 3일 만에 화상이 흔적도 없이 완치됐습니다.

▶ 심상성 건선 2주 째부터 호전

저희 클리닉에 심각한 심상성 건선 치료를 위해 내원했던 미국인 여성의 사례입니다.

환자에게 수용성규소(실리카)를 음용하게 하고 환부에 바르면서 치료한 결과, 2주째부터 상태가 개선되기 시작했고 2개월 만에 거의 정상 상태로 호전되었습니다.

심상선 건선 치료는 난해한 피부 질환 중 하나입니다. 이 질환은 피부에 붉은 반점이 생기면서 흰 각질이 일어나고, 머리와 무릎, 엉덩이 등에서 각질이 떨어지는 현상이 나타납니다.

피부에 발생하는 질환은 대부분 겉으로 보이는 증상과 달리 속병인 경우가 많습니다. 예컨대 스트레스가 피부에 미치는 영향을 알아보기 위해서 쥐에게 과도한 스트레스를 유발한 사례에서 입증할 수 있습니다. 실험 결과, 스트레스를 받은 쥐는 경피 수분 손실이 증가하고 수분 함유량은 줄어드는 것으로 나타납니다. 또 장벽의 기능이 저하되어 피부가 벗겨지고 미세한 주름이 나타나는 것이 관찰됐습니다.

이 같은 증상은 당연하게 면역력 저하로 이어질 수밖에 없습니다. 특히 스트레스는 장내 미생물 생태계에 영향을 미칠 뿐만 아니라 '시상하부-뇌하수체-부신' 축을 통해 스트레스 호르몬이라 불리는 코르티솔 분비를 촉진합니다. 즉, 스트레스를 받으면 피부에 코르티솔 수치가 높아지면서 피부염이 발생하고 피지 분비에도 변화가 생겨 피부발진이 올라오기 쉬운 상태로 체질이 바뀌는 것입니다. 하지만 해당 환자의 경우 수용성규소(실리카)를 섭취하고 환부에 바른 결과, 2주 째부터 증상이 개선되고 건강을 되찾았습니다.

수용성규소(실리카) 섭취를 통해 장벽 세포조직이 재생되면서 장내 미생물 생태계 복원과 장관 면역 체계 회복으로 악성 피부 질환이 개선된 것으로 판단됩니다.

▶ 말기 암 환자 생활의 질(QOL) 개선

말기 암 투병 중인 환자에게 수용성규소(실리카)를 음용케 한 결과 통증이 줄어들고 기운이 회복되는 사례를 접할 수 있었습니다.

▶ 아토피 피부병 한 달 만에 개선

23세부터 아토피를 앓고 있는 40대 여성의 경우 수용성규소(실리카)를 처방한 지 1개월이 지나 재진한 결과, 대부분 증상이 개선된 것으로 나타났습니다.

이 환자는 만성으로 진행되어 통상의 치료로는 개선되지 않았고 아토피 증상이 눈 주위로까지 심하게 나타나 외출의 어려움을 겪고 있는 상태였습니다.

아토피 피부염 환자가 수용성규소(실리카) 음용 후 개선되는 사례를 나타내고 있는데 규소가 콜라겐을 활성화하는 물질이기 때문에 피부 방어벽이 약해진 아토피성 피부를 강하게 하여 증상을 완화하는 것이라고 사료됩니다.

▶ 대동맥류 2개월 만에 절반으로 축소

복부 대동맥 동맥류 증상을 앓고 있는 60대 남성의 사례입니다.

환자는 수용성규소(실리카)를 2개월 섭취하고 증상이 개선되어 일상생활을 즐길 수 있는 수준까지 호전되었습니다. 당시 환자의 동맥류 직경은 4㎝ 정도였지만 수용성규소(실리카) 섭취 후 현저히 축소되었습니다. 또 만성적으로 앓고 있는 혈압이 안정되었고 머리카락이 새로 돋았으며 남성 기능도 개선되었다고 합니다.

▶ 대상포진 3일 만에 완치

대상포진이 발생한 3세 남자아이에게 수용성규소(실리카)를 얇게 발라 주었더니 3일 만에 완치되는 사례가 나타났습니다.

▶ 내향성 발톱 통증 12시간 만에 멈춤

손톱이 살 속으로 파고 들어가 통증이 심한 60대 여성의 경우, 수용성규소(실리카)를 발라 주었더니 반나절 만에 통증이 멈추는 사례가 있었습니다. 환자는 1주일 경과 후도 활동에 지장이 없는 상태가 되었습니다.

▶ 얼굴 피부병 하루 만에 개선

20대 여성의 경우, 얼굴 피부병으로 병원 치료를 하였으나 호전되지 않았는데 수용성규소(실리카)를 처방받아 바른 지 하루 만에 좋아졌다고 알려 왔습니다.

▶ 머리와 얼굴 백선 증상 개선

머리와 얼굴에 심한 백선증상으로 고생하고 있는 중년 여성의 사례입니다.

이 환자에게 백선균 치료 연고를 바르면서 수용성규소(실리카)를 미스트해 주었더니 일주일 만에 상태가 좋아졌습니다. 환자는 연고만 발랐을 때는 개선된 효과를 볼 수 없었으나 수용성규소(실리카)와 함께 사용하니 거친 얼굴이 많이 호전되었다고 합니다.

▶ 기미, 주근깨 3주 만에 개선

기미, 주근깨로 고민하던 50대 여성의 경우 얼굴에 수용성규소 (실리카)를 미스트했더니 3주 만에 사라진 사례가 있습니다.

▶ 거친 얼굴 피부와 변비 해결

얼굴 피부가 거칠어 고민하던 30대 여성의 경우 수용성규소(실리 카)를 얼굴에 미스트하면서 피부 상태가 매끈하게 좋아졌습니다.

또 변비와 거친 얼굴 피부로 고민하던 40대 후반 여성의 경우도 수용성규소(실리카)를 사용하고부터 얼굴의 기미가 옅어지고 변비 도 해소되었습니다.

▶ 얼굴 화상 일주일 만에 호전

열풍에 얼굴 화상을 입은 20대 남성의 경우, 수용성규소(실리카) 를 미스트하여 일주일 만에 호전되었습니다.

수용성규소(실리카)는 신체 모든 세포의 구성 물질입니다. 쇠약해 진 세포, 죽어 가는 세포, 재생되지 못하고 있는 세포가 체내에 존 재하면 세포의 결손에 따라 해당·결여됩니다.

이때 수용성규소(실리카)가 쇠약해진 세포를 활성화하는 역할을 수행하는 것으로 판단됩니다.

▶ 조현병(정신분열증) 3개월 만에 호전됨

통합실조증 진단을 받은 20대 후반 환자의 사례입니다.

환자는 병원 약을 복용해도 개선되지 않자 휴직하고 요양 중 수용성규소(실리카)를 음용한 지 3개월 만에 증상이 호전되어 직장에 복귀하고 운동도 하게 되었습니다.

조현병은 정신과 의사들도 기피하는 병인데 저의 이론 의학적 관점에서 살펴보면 뇌 내의 미토콘드리아 기능 부전에 의해 대량의 활성산소가 발생하여 발병한다고 추측할 수 있습니다.

수용성규소(실리카)를 음용하여 뇌 신경이 회복되면 조현병은 호전될 수 있다고 판단됩니다.

▶ 32년간 앓았던 우울증 호전

32년간 우울증을 앓고 있던 딸에게 아버지가 수용성규소(실리카)를 여러 가지 식품과 혼합하여 섭취하게 하여 증상이 개선된 사례입니다.

모친도 우울증을 앓고 있었지만 수용성규소(실리카) 음용을 거부하였는데 그녀의 증상은 개선되지 않았습니다. 한 가족의 규소 음용에 대한 비교 사례를 엿볼 수 있는 경우입니다.

뇌에는 미토콘드리아가 많아서 규소가 부족하면 뇌의 뉴런과 뇌 신경이 활성산소로 타격을 받기 때문에 뇌 질환을 일으키기 쉽습니다.

규소를 섭취하면 뇌의 미토콘드리아를 활성화하여 뇌 질환을 막는 것으로 사료됩니다.

▶ 중증 욕창 4일 만에 혈류가 좋아지고 4주일 후 개선

대퇴부에 구멍이 보일 정도의 욕창 증상으로 삶의 질이 현저하게 떨어진 102세 여성의 경우입니다.

환자는 통원하면서 연고와 거즈를 붙여 치료하고 있었지만, 증상은 개선되지 않았습니다. 환자의 상처 부위를 증류수로 씻어 내고 수용성규소(실리카)를 발라 보면서 식용으로는 1회 3cc, 1일 3회 섭취하게 하였더니 4일째 모세관에 혈류가 일어나고 살이 차오르기 시작했습니다. 2주일 후에는 살아 더욱 차오르면서 4주 후에는 상처가 사라지고 피부가 깨끗해진 사례입니다. 또 이 여성의 발뒤꿈치는 세포가 괴사해서 피가 통하지 않았는데, 이곳에도 수용성규소(실리카)를 바르자 4일 째부터 혈류가 일어나는 것을 확인할 수 있었습니다. 2주일 후에는 상처가 대부분 축소되면서 발뒤꿈치가 깨끗해졌습니다.

▶ 난치병인 DNA 13번 인자 결핍증 개선

DNA 13번 인자 결핍증인 59세 남성의 사례입니다.

이 환자는 유년기부터 자반증으로 진단되어 피가 멈추지 않고 연골도 녹아 있는 상태라 휠체어로 생활하고 있었습니다. 2012년 가을 무렵부터 수용성규소(실리카)를 처방했는데 짧은 기간에 체력이 좋아졌습니다. 근거리 보행은 지팡이 없이도 가능하게 되었습니다. 혈압은 수축기 약 60㎜Hg대, 이완기가 30㎜Hg대로 심각하게 낮았지만 수용성규소(실리카) 섭취 후 수축기혈압(최고혈압)이 120~130㎜Hg, 이완기혈압(최저혈압)이 70~80㎜Hg 정도를 보이며 정상 범위로 돌아왔습니다. 과거에는 콘크리트 바닥에 가볍게 부딪혀도 골절상을 입었지만 수용성규소(실리카)를 섭취한 후에는 뼈도 튼튼해져 이상 상황은 발생하지 않았습니다.

▶ 뇌경색 개선

한 환자가 2010년 11월 뇌경색으로 의식불명 상태였고 폐렴도 동반된 상황이었습니다. 한때는 생존이 불가능하다는 병원 진단도 나왔지만 수용성규소(실리카)를 복용케 했더니 2일 후부터는 의식이 회복되었습니다. 폐렴도 1주일이 경과되면서 개선 증상을 보였습니다. 이후 검사 소견에서 막혀 있던 혈관의 혈류가 회복되었다고 판명되었습니다.

▶ 심부전, 간질성 폐렴 2개월 만에 퇴원

수용성규소(실리카) 처방으로 심장병이 개선된 사례입니다. 환자는 2011년 9월 초순 심장 검사 결과, 심장에 물이 차 있는 심부전 상태가 나타났고 '간질성 폐렴'도 발병해 있었습니다.

병원약과 수용성규소(실리카)를 섭취한 결과, 증상이 호전되었고 치료 약도 줄일 수 있었습니다. 치료는 지속적인 심호흡, 보행 재활 치료와 수용성규소(실리카)를 섭취했습니다. 2개월 후에는 수축되었던 폐가 커지고 부작용인 부종이 사라지면서 정상 상태로 회복되어 퇴원할 수 있었습니다.

▶ 인공 투석 주 3회에서 2회로 감소

15년 전에 발병한 당뇨병으로 기력이 떨어지고 식욕이 없어진 72세 남성의 경우입니다.

2년 전부터 병원에서 주 3회의 인공투석과 1일 3회의 인슐린 투여를 계속했습니다. 4개월 전부터 수용성규소(실리카)를 음용하면서 밥, 반찬, 된장국, 차, 샐러드 등 모든 곳에 넣어 사용하였습니다. 안색도 갈수록 좋아지고 식욕이 좋아져 식사량도 늘었으며 주 3회 실시했던 투석도 주 2회로 줄어들게 되어 건강하게 요양하고 있습니다.

▶ 갑상샘 정상, 양성 종양 5㎜로 축소

53세의 여성 환자 사례입니다.

이 환자는 5, 6년 전부터 갑상샘 약을 복용하고 있었으며 2년 전에는 갑상샘에 종양이 나타났습니다. 종양 크기는 1㎝ 정도여서 수술할 필요가 없었습니다. 대신 3개월 전부터 수용성규소(실리카)를 섭취하기 시작하였는데 이후 검사에서 갑상샘이 정상으로 나타났고 종양은 5㎜ 정도까지 축소된 것으로 확인됐습니다.

▶ 4개월 만에 복부 둘레 20㎝ 줄고, 머리카락 검게 변색

과체중인 70대 남성의 사례입니다.

이 남성은 건강 검진 결과 체중 106㎏, 허리둘레가 120㎝나 되며 당뇨와 지방간이 심하다는 진단을 받았습니다. 이 환자는 검진 후 수용성규소(실리카)를 섭취하기 시작하여 4개월 후에는 체중이 90㎏대로 내려갔고 복부 둘레는 20㎝나 줄어들었습니다. 혈당치와 간 수치도 대폭 개선되었습니다. 높았던 혈압도 130/80의 정상 수치를 나타냈습니다.

더구나 이전에는 변비약을 사용했지만, 규소를 이용하고 나서는 변비약 없이 아침저녁 쾌변을 본다고 합니다.

또한, 두피에 수용성규소(실리카) 10%를 희석한 용액을 사용하면서 4개월 후에는 백발이 줄어들고 머리카락의 60% 정도가 검은 머리로 바뀌었다고 합니다.

▶ 전립선 비대 6개월 만에 축소

전립선 비대였던 남성이 물을 마실 때 수용성규소(실리카)를 넣어서 마셨더니 증상이 개선된 사례입니다.

6개월 정도 수용성규소(실리카) 음용 후 전립선을 검사한 결과, 비대했던 전립선이 축소되었으며 화장실 가는 횟수도 줄었다고 합니다.

▶ 선천성 뇌장애, 지적장애 개선

선천성 뇌장애와 지적장애가 있는 49세 환자 사례입니다.

처음에는 소량으로 수용성규소(실리카)를 음료로 복용했지만, 점차 커피나 식사 등에도 넣어서 이용하였습니다. 환자의 기억력이 서서히 좋아지기 시작했고 질문도 자주 하게 되었습니다. 도쿄 23구의 지명을 묻기도 하고 식사 후 "잘 먹었습니다."라고 말하는 등 상태가 호전되어 가고 있다고 보호자는 전해 왔습니다.

또 환자는 사람의 눈을 보고 말을 하고 앵무새처럼 반복하는 것도 중지하는 등 증상이 개선되었다고 합니다.

▶ 약 없이도 고혈압 안정

84세 남성인 고혈압 환자의 사례입니다.

이 환자는 1998년 1월경 현기증이 생겨 검사를 받았는데 수축기 혈압 230, 이완기 혈압은 100으로 나타났습니다. CT와 MRI의 검사 결과, 경추의 말초혈관 오른쪽 절반이 막혀 있는 것으로 나타나서 혈압약으로 혈압을 내리면서 혈류 개선 치료를 하게 되었습니다.

그러나 2개월간 혈압약을 먹어도 혈압이 내려가지 않아서 수용성규소(실리기) 섭취 병행 치료를 시행했습니다. 3개월째 들어서면서 혈압이 내려가기 시작하여 수축기 혈압이 아침에는 160, 저녁에는 140까지 내려갔습니다. 7개월째 들어서면서 약을 끊고 수용성규소(실리카)만 섭취하였는데 3주일이 지나도 혈압은 안정적인 상태를 유지하고 있습니다.

▶ 거식증 환자 골다공증 호전

32세 여성 거식증 환자의 사례입니다.

이 환자의 체중은 29.2kg, 난소 기능 저하, 골밀도는 60세 수준이었습니다. 수용성규소(실리카)를 음용한 후 골밀도가 3개월 후 88%, 6개월 후 89%로 증가하고 체중도 31.5kg까지 증가했습니다.

규소가 체내 칼슘 흡수를 촉진하고 콜라겐을 활성화해 환자 증상이 개선된 것으로 사료됩니다.

▶ 불치병 감음성 난청 회복

78세 여성 감음성 난청환자 사례입니다.

이 환자는 감음성 난청으로 보청기 없이는 일상생활이 힘들며 그나마 들리는 소리도 일그러져 들리는 상황입니다. 감응성 난청은 내이에서 청신경에 이르는 장애로, 확실한 치료법은 없습니다. 저음 대역의 소리는 잘 들리지만 고음역의 소리는 잘 안 들리는데, 사람들의 소리는 대부분 고음이기 때문에 소통이 어려운 난청병입니다. 이 병은 보통 유전적으로 발생하거나 임신 중 혹은 분만 시에 생기는 경우가 많으며, 후천적으로는 뇌막염 및 뇌 질환의 후유증으로 많이 않는 병입니다.

수용성규소(실리카)를 음용하게 한 결과, 한 달 후에는 일상생활에 문제가 없을 정도로 청음이 좋아졌고 보청기를 잊어버리는 일도 있었습니다. 6개월이 지난 후에는 고음역대 청력이 개선된 것으로 나타났습니다.

당시 여성 환자는 허리통증도 있었는데 수용성규소(실리카)를 음용하면서 통증이 사라지고 보행도 가벼워졌습니다.

수용성규소(실리카)는 인체세포의 재료라고 할 수 있습니다. 규소가 쇠약해진 세포, 수명이 다한 세포, 재생 불가능한 세포를 활성화하여 이 같은 결과가 나타난 것으로 사료됩니다.

다음 표는 수용성규소(실리카) 복용 후 6개월 후에 측정한 결과로, 고음역을 제외하고는 모두 개선된 것으로 나타납니다.

Hz	우(dB)		좌(dB)	
	전	후	전	후
1000	55	50	55	50
2000	55	50	70	45
4000	70	70	70	70

당뇨병 개선 사례

▶ 수용성규소(실리카) 섭취 혈당수치 감소

65세 여성 당뇨병 환자 사례입니다. 이 환자의 혈당치는 197(정상치: 110 이하), 당화혈색소 10.7(정상치: 4.0~6.0%)인 상태로 약물요법과 식사요법으로 치료하고 있었습니다. 인슐린 투여는 기피하고 있었습니다. 수용성규소(실리카)를 음용한 지 한 달 만에 혈당치가 118, 당화혈색소 수치가 8.7로 개선되었고 4개월 후 혈당치가 120, 당화혈색소 수치가 6.3으로 정상 수준을 보였습니다. 체중도 65kg에서 60kg으로 감소했습니다.

당뇨병약과 수용성규소(실리카)를 병행한 상승효과가 가져온 결과로 분석됩니다.

72세 여성 당뇨병 환자 사례입니다. 이 환자는 약의 부작용이 심해 인슐린 투입을 거부하고 한 종류의 약만을 복용하고 있었습니다. 평소 치료와 병행하면서 2014년 4월부터 수용성규소(실리카)를 음용하게 했는데 다음과 같이 수치의 변화가 있었습니다.

일자	혈당	당화혈색소 수치
4월 30일	158	8.3
5월 28일	119	7.3
6월 30일	135	6.8

일본 후지누마의원장
의학박사 후지누마 히데미츠

후지누마 히데미츠 원장 수용성규소(실리카) 직접 체험 후 암 환자 권유

의사인 제가 규소가 치료용으로 사용된다는 내용을 처음 접한 것은 건강 잡지 원고를 집필하던 중 다른 기사를 통해서였습니다.

저는 현재까지 여러 방법으로 난치병을 치료해 왔지만, 칼슘이나 철과 같은 단일 원소인 규소를 치료에 사용한다는 것은 의외였습니다.

저는 신물질을 환자에게 치료제로 적용할 때 제가 일차적으로 체험한 후 권유하고 있습니다. 저는 60세 들어서 수용성규소(실리카)를 섭취했는데 몸이 가벼워지고 동작이 활발해지고 피로를 느끼지 못하는 등 전신 상태가 좋아졌습니다.

평형 감각도 좋아졌는지 한 발로 서서 양말을 신어도 비틀거리지 않고 노인 냄새도 사라졌습니다.

▶ 치료법 없는 암 환자의 생활의 질(QOL) 높여

암 환자에게 수용성규소(실리카)를 복용케 하여 나타난 사례입니다.

저를 찾는 암 환자들에게 매일 규소 10㎖를 생수나 음료에 섞어 조금씩 음용토록 했습니다.

60대 남성 상악암 환자의 경우입니다. 이 환자는 수술할 수 없는 상태가 되어 방사선 치료를 받고 있었는데 수용성규소(실리카)를 음용한 후 암이 완치되지는 않았지만, 건강을 회복하였습니다. 삶의 질(QOL)이 높아진 겁니다.

71세 전립선암 환자의 사례입니다.

이 환자는 호르몬 요법을 하고 동충하초를 먹는 등 다양한 요법으로 치료를 하고 있었습니다. 수용성규소(실리카)를 음용한 후부터 PSA(전립선암의 종양 표시)의 수치가 상승하지는 않고 적정선을 유지하고 있다는 것을 검사를 통해 알 수 있었습니다.

83세 남성 대장암 환자의 경우입니다.

이 환자는 항암 치료를 받고 있는데 암이 폐로 전이되어 특별한 치료 방법이 없는 상태였습니다. 수용성규소(실리카)를 음용케 하였더니 항암에 대한 부작용을 호소하지 않아 약물 치료를 꾸준히

받을 수 있었습니다.

이는 수용성규소(실리카)가 세포를 활성화하여 독소를 배출시키는 디톡스 효과가 있기 때문에 항암제의 독소를 배출시켜 부작용을 경감시킬 수 있었던 것으로 분석됩니다.

61세 여성 자궁암 환자의 사례입니다. 이 환자는 암이 복막과 복벽에도 전이되어 병소가 복부 전체에 퍼져 있었고 항암에 대한 부작용도 심해 치료를 중지한 상태였습니다.

수용성규소(실리카)를 매일 25㎖를 음용하고 병소 부위에 바르게 하였더니 복부 쪽에 보이던 병소가 작아지는 증상이 나타났습니다.

수용성규소(실리카)는 면역력을 증강하기 때문에 암 환자에게 유익한 물질입니다. 통상의 치료와 수용성규소(실리카)를 병행해도 좋고 여러 가지 방법으로 시험 치료를 하는 사람에게도 규소는 상승 효과가 있을 것으로 판단됩니다.

일본 나이토통합의료원장
사이타마의과대학 외래교수 나이토 마레오

▶ **자폐아의 체내 유해 중금속 배출**

9세 자폐증 남자아이의 호전 사례입니다.

이 환자는 모발 검사 결과, 수은과 비소가 다량 검출되었습니다. 대사와 관련된 유전자 검사에서는 행복 호르몬이라고 불리는 세로토닌의 작용이 부족한 것으로 나타나 평소 고집을 세우거나 불안감이 조성되는 이유를 설명하고 있었습니다. 또 공감 호르몬이라고 불리는 옥시토신이 부족하여 공감 능력이나 감정 이입이 어려움으로 이어진다는 분석이 나왔습니다. 더구나 식품 검사에서는 계란, 유제품, 밀에 대해서도 장관 수준에서 알레르기 반응을 일으켰습니다.

자폐 질환을 가진 아이는 납이나 수은 등 유해 금속의 축적이 매우 많으며 장이 약한 경우가 대부분입니다. 장내 미생물은 난소화성 물질을 흡수 가능한 형태로 전환, 비타민 K의 생산과 철분의 흡수, 담즙산 대사 등 인체의 전반적인 대사 과정 및 생리작용에 직접적인 영향을 미칩니다. 유익한 미생물은 병원성 세균의 침범 억제, 장 표피세포의 손상 방지, 장 점막의 면역 증강, 면역세포의 활성화 등 인체 면역반응에도 큰 도움을 주고 있습니다. 특히 장 내 미생물 군집의 변화는 장염이나 대장암과 같은 대장 내의 각종 질병뿐만 아니라 자폐증, 천식, 아토피, 비만 등과 같은 다양한 범위의 질병들과 밀접한 연관성이 있는 것으로 밝혀지고 있습니다.

검사 후 자폐증을 앓고 있는 아이에게 수용성규소(실리카)를 1일 10mg씩 복용시켰는데 체내 수은이 감소한 것으로 나타났습니다. 중금속을 배출시키기 위한 수용성규소(실리카) 치료가 적중한 겁니다. 수용성규소(실리카)는 음전기를 띠고 있어 유해한 금속을 흡착하여 배출시키는 기능이 있습니다.

1년 후 아이는 차분해지고 수업 중에는 계속 앉아 있을 수 있게 되었습니다. 대인 관계 및 과잉 행동, 국한된 행동, 패턴도 조금씩 변하였습니다.

이것은 규소가 뇌 신경세포의 신생, 재생을 돕고 있어 치료 가능성을 높인 결과로 보입니다.

규소는 신경세포의 재료이기 때문에 뇌의 신경세포를 재생하는데에도 유효합니다. 더불어 면역을 강화해 장관 면역 체계의 전반적 개선에도 도움이 됩니다.

▶ 발달장애 아스퍼거증후군 개선

아스퍼거증후군으로 발달장애가 있는 12세 아이의 호전 사례입니다.

아스퍼거 증후군은 집단에서 돌발적이기 때문에 가정교육이 안 되었다는 오해를 받는 것이 특징입니다.

이 환자의 모발 검사 결과 카드뮴, 수은, 비소가 높게 측정되었습니다. 계란, 유제품 알레르기 반응을 일으키고 있었고 대사 관련 유전자 검사에서 간의 해독작용을 돕는 글루타싸이온의 합성이 저하되어 있었습니다. 도파민의 분비가 저하되어 산만하고 폭언을 하는 등의 행동을 일으킬 가능성이 있었습니다. 세로토닌의 작용도 저하되어 집착과 불안감으로 연결될 우려가 있었습니다. 공감대 형성과 감정 이입을 관장하는 옥시토신도 결핍된 것으로 나왔습니다.

환자의 마음을 안정시키기 위해 세로토닌, 옥시토닌과 도파민의 대사 분해를 촉진하는 비타민 B군을 투여하였더니 배변, 수면, 아토피 피부염은 호전되었으나 일상의 행동이나 성향은 변하지 않았습니다.

이에 대한 처방으로 일차적으로 수용성규소(실리카)를 매일 10㎖씩 음용하게 하면서 단 음식을 제한하고 화학조미료와 식품첨가물이 섞인 식품 섭취를 금하고 집에서 만든 식사를 하도록 하였습니다.

수용성규소(실리카)를 음용하고 9개월 후 검사 결과, 카드뮴 수치가 급감했고 수은의 수치도 감소했습니다. 환자의 산만함이 감소하고 침착해져 기분 전환이 가능하게 되었습니다. 사람들 앞에서 의견을 말하기도 하고 학습에도 의욕을 나타내는 등 자의적으로 학원에 다니게 되었습니다. 밤에는 일찍 잠자리에 들고 아토피 피부염도 사라졌습니다.

규소는 멜라토닌과 세로토닌을 분비하는 뇌 내분비샘의 주요 성분이기 때문에 수면과 정신의 안정에 도움을 준 것으로 사료됩니다.

일본 의료법인 히구치치과의원
CEO 히구치 마사히로

수용성규소(실리카) 치의학 분야 치료 가능성 높아

▶ 악성 구내염 하루 만에 회복

규소가 치료에 사용되고 건강에 도움이 될 것이라는 생각을 하지 않았습니다. 원소기호인 'Si'가 떠오르지 않았던 것이 사실입니다. 그러나 수용성규소(실리카)의 개발자인 가네코 소장과의 대담 후 '일본규소의료연구회'에 참여하여 연구 발표나 체험담을 듣고서야 규소를 이해하기 시작했습니다.

저는 치과의사이기 때문에 모든 구강 내 질환을 치료합니다. 연구회에서 얻은 정보로 '수용성규소(실리카)를 구내염에 사용할 수 없을까?' 하고 구내염 환자에게 권유해 본 것이 시작이었습니다. 구내염은 주로 세균이나 바이러스, 곰팡이 등에 의한 감염이며, 몸의 피로나 과도한 스트레스로 인해 면역력이 떨어졌을 경우에 주로 발생합니다. 구내염은 통상 2주 정도면 자연적으로 치유되지만 심한 고통을 수반하고 재발이 잦기 때문에 평소 예방에 신경 쓰는 것이 바람직합니다.

10세 어린이의 사례입니다.

이 어린이는 중증 구내염으로 식사조차 불가능한 상태였습니다. 중증 구내염인 경우 통상 레이저로 환부를 태웁니다. 이렇게 하면 질환이 호전되는데, 이 환자는 한 번에 회복이 되질 않았습니다. 아이들의 경우 구내염에 걸리면 어른보다도 더 큰 고생을 합니다. 통증으로 식사를 잘 못 하다 보니 자연 면역력도 함께 떨어지게 됩니다. 구강 소독을 위해 약을 처방해도 대개 구내염을 위한 가글은 상처에 자극적이라 아이들이 기피할 수밖에 없습니다.

치아 교정 치료를 진행하고 있었기 때문에 교정기를 제거하고 치료를 진행하려 했지만, 혹시나 해서 수용성규소(실리카)를 사용해 보기로 했습니다. 수용성규소(실리카)는 무색·무취·무미입니다. 자극도 전혀 없습니다. 그래서 수용성규소(실리카)를 가글로 사용하게 했습니다.

수용성규소(실리카)를 입에 머금고 가능한 긴 시간 가글 후 뱉지 말고 마시도록 했습니다. 다음 날 놀랍게도 아이는 상당한 호전 증상을 보이며 식사도 가능해졌습니다. 어머니가 "선생님, 아이가 밥을 먹을 수 있게 되었어요."라고 하면서 울었습니다. 어린아이가 아픈 데다가 밥까지도 먹지 못하였으니 오죽 걱정이었겠습니까?

통상적인 치료로는 효과가 없던 구내염이 하루 가글만으로 회복된 것에 저도 놀랐습니다.

저희 병원을 찾아온 60세 할머니의 사례입니다.

혀나 입안에 커다란 구내염이 몇 개 생기는 아프타성 구내염으로 병원에 내원했습니다. 여러 가지 약을 사서 먹어도 효과가 없었고 아파서 식사도 하지 못해 영양실조에 걸려 링거를 맞을 정도였습니다.

그분에게도 역시 수용성규소(실리카) 가글을 권유하였습니다. 구내염이 입안 전체에 퍼져 있어서 가능한 한 장시간 가글을 하고 뱉지 말고 마시도록 하였습니다. 혀를 사용하여 입안 전체를 마사지하듯이 가글하도록 했습니다.

다음 날 환자는 증상이 회복되었으며 식사도 가능해졌습니다. 즉효라는 말이 무색할 정도로 효과가 있었습니다. 구내염도 개선됐지만, 지금까지의 연구에서 보면 화상 등의 피부 표면의 트러블에도 효과를 기대하고 있습니다.

▶ 시한부 폐암 환자 원발암 소멸

56세 지인이 말기 폐암으로 3~4개월 정도 수명이 남은 것으로 진단을 받았습니다.

제가 해 줄 수 있는 것은 치아와 구강의 치료뿐이었지만 실험 삼아 수용성규소(실리카)를 권유하였습니다. 그분은 약을 싫어하여 항암제조차 먹지 않고 수용성규소(실리카)만 음용하였습니다.

얼마 후 검사해 보니 전이된 암은 그대로인데 폐의 원발암은 없어신 깃으로 나타났습니다. 컨디션도, 얼굴색도 좋아졌습니다.

지인은 가라데를 하던 사람이라 체력도 좋고 건강한 사람이었습니다. 그는 "규소 덕분에 종양 수치도 정상이 되었다."라고 밝혔습니다.

▶ 당화혈색소 수치 떨어져 임플란트 시술 가능

당뇨병을 앓고 있는 70세 임플란트 시술 환자 사례입니다.

이 환자는 당화혈색소 수치가 7.6~8.2로 나타나 수술이 어려운 상태였습니다. 여타한 노력을 해도 7.3 이하로 내려가지 않았는데 수용성규소(실리카)를 복용케 하였더니 당화혈색소 수치는 7.0으로 내려갔습니다. 임플란트 시술 시 당화혈색소 수치가 7.2 이상이 되면 수치를 낮춘 후 치료를 해야 합니다. 당뇨병 환자는 감염을 일으키기 쉽기 때문입니다.

수용성규소(실리카) 덕분에 무사히 임플란트 시술을 마칠 수 있었습니다.

▶ **구강 바이러스 예방에 천연물질 수용성규소(실리카) 효과적, 치료하기 어려운 치주병 개선**

저는 수용성규소(실리카)가 인체 질병을 개선한 다양한 사례들을 접하면서 치과 분야에 이 물질을 적용하고 싶었습니다. 치과 의사인 저는 최근 수용성규소(실리카)의 효능을 검증하기 위해 치주염 치료에 사용하기 시작했습니다.

치주염은 합병증을 수반하지 않은 경우라면 치료가 어렵지 않지만 당뇨병 같은 합병증이 수반된다면 완치가 어렵고 또 완치되어도 재발하기 쉽습니다. 치주염은 당뇨병의 합병증으로는 6번째로 발병하기 쉬운 질환입니다.

실제로 치주염 치료에 수용성규소(실리카)를 사용해 보니 개선 효과가 나타났습니다. 다만, '다른 약과 병행하여 사용할 것인가? 단독으로 사용할 것인가?'라는 문제점을 놓고 실험 결과를 검토하고 있습니다.

저는 의사이기 때문에 기본적으로 과학적인 것을 고려합니다만, 임상 사례를 축적해 가며 답을 제시하는 것보다 답을 가지고 증례를 축적해 가는 것이 더 좋은 방법이라고 생각합니다. 물론 최초의 답이 틀리면 증례도 축적되지 않으므로 "그것은 틀렸다."라고 판단합니다. 느낌이 없으면 답의 방향도 보이지 않습니다. 그런 측면에서 저는 수용성규소(실리카)는 고령자들에게 좋은 효과가 있다고 판단합니다.

고령자의 사인 중 가장 비중이 높은 흡인성 폐렴의 예방에는 구강의 건강 상태가 아주 중요한데, 수용성규소(실리카)가 도움이 될 것으로 보입니다.

따라서 구강 바이러스 예방에 천연물질인 수용성규소(실리카) 사용은 적절할 것으로 사료됩니다.

한국규사모연합회
창립총회

▶ 일시: 2017. 11. 11.(토) 오후 2시

▶ 장소: 서울 AT센터

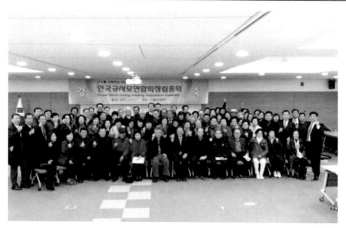

한국규사모연합회 창립총회

수용성규소(실리카)를 음용하고 놀라운 효능을 체험한 정치인, 의사, 약사, 학자 등 각계 인사들을 중심으로 2017년 11월 11일 서울 AT센터에서 '한국규사모연합회' 창립총회를 개최하고 초대회장에 장용환 광주·전남 장애인 종합복지관장을 선출했다.

사진: 장용환 광주·전남 장애인 문화신문 사장.

이수성
전 대한민국 국무총리

다음 내용은 서울대 총장과 대한민국 제29대 국무총리를 역임한 이수성 옹께서 수용성규소(실리카)를 체험한 후 효능을 인정하여 '한국규사모연합회' 창립총회에 보내온 말씀입니다. 이 전 총리는 제자들이 보내온 다양한 건강 관련 식품을 뒤로하고 가족들과 함께 꾸준히 수용성규소(실리카)를 음용하시는 것으로 전해 오고 있습니다.

"신이 주신 인간의 마지막 선물" 수용성규소(실리카)!

의학과 과학의 눈부신 진화에도 불구하고 우리의 주변에서 수많은 사람이 각종 병마에 고통받는 것을 보면서 '과연 그 진화의 끝은 우리에게 올 수 있을 것인가?' 하는 측은한 마음을 갖습니다.

히포크라테스는 "음식으로 고치지 못한 병은 약으로도 고치지 못한다."라고 했습니다. 그 말은 우리 몸에는 비타민이나 미네랄 같은 영양소의 섭취가 약보다 낫다는 의미였을 것입니다.

천문학적인 자금을 들여 수많은 신약을 속속 개발하고 있지만 지금 이 순간에도 암, 혈관 질환 또는 원인을 알 수 없는 그 어떤 질병으로 우리는 사랑하는 이웃들을 하늘나라로 떠나보내고 있습니다.

이런 상황 속에서 우리 몸에 너무나 중요한 수용성규소(실리카)라는 미네랄을 사랑하시는 동호인님들은 작게나마 위안으로 다가옵니다.

저는 나이가 들면서 여러 영양소에 관심을 두게 되었지만 수용성규소(실리카)에 대해서는 문외한이었습니다. 최근에야 인터넷을 통해 알게 된 정도였지만 지인을 통해 여러 가지 자료를 구체적으로 검토한 결과, 수용성규소(실리카)는 참으로 신비한 물질이라는 것을 알게 되었습니다. 수용성규소(실리카)는 "신이 인간에게 주신 마지막 선물"이라고 했다는 어느 과학자의 말이 실감 나게 다가올 정도로 저의 건강에 많은 도움을 받습니다.

우리나라도 독일이나 일본처럼 모든 국민께서 수용성규소(실리카)를 통하여 건강한 삶으로 행복하게 생활하시길 기원합니다.

장병완
대한민국 20대 국회의원

다음 내용은 3선의 장병완 전 국회의원이 20대 현역 국회의원 시절 수용성규소(실리카)를 체험한 후 국회에서 '한국규사모연합회' 창립총회에 보내온 말씀으로 수용성규소(실리카) 전도사를 자처했습니다. 장 의원은 기획예산처 장관과 제10대 호남대학교 총장을 역임하는 등 학문적으로도 뛰어난 분으로 평가받고 있습니다.

수용성규소(실리카) 전도사 될 터

저는 최근에 지인으로부터 수용성규소(실리카)를 소개받고 음용하고 있습니다. 저를 비롯한 동료 의원들 태반이 격무에 시달리다 보니 습관처럼 되어 버린 수면 부족, 불규칙한 식사, 스트레스 등으로 온전한 건강을 유지하지 못하고 살아가고 있습니다.

이 같은 환경에서 수용성규소(실리카)가 저의 건강에 많은 도움이 되는 것을 느낍니다. 저의 몸이 수용성규소(실리카)를 소중한 물질로 받아들이고 있다는 것을 느낄 수 있습니다.

수용성규소(실리카)는 전 국민이 음용해야 할 참 좋은 미네랄이라고 생각합니다. 선진국에서는 이미 인체에 아주 중요한 영양소로 자리 잡아 가고 있다고 합니다.

우리나라도 머지않아 수용성규소(실리카)가 널리 보급되어 국민들의 삶의 질이 향상되는 날이 반드시 오리라고 믿습니다.

정부의 관련 기관에서 이렇게 인체의 중요한 영양소인 수용성규소(실리카)를 국민들에게 정보를 제공하고 홍보하는 것은 당연한 일이라고 생각됩니다. 저부터 먼저 제 일가친척과 주변의 많은 지인에게 수용성규소(실리카)를 전하는 전도사가 되고자 합니다.

장용환
장애인문화신문 광주전남 사장

장용환 사장은 광주대학교·동신대학교에서 겸임교수를 역임한 사회
복지 전문가로서 광주·전남 장애인 종합복지관장 등 평생을 사회적
약자를 돕기 위한 활동을 펼쳐 왔습니다. 장 사장은 수용성규소(실
리카)를 체험한 후 '한국규사모연합회' 초대 회장에 추대되어 수용성
규소(실리카)의 의학적 관찰 등 실증적 규소 이론을 펼치고 있습니다.

독일 4대 영양소 중 하나

저는 15년 전부터 고혈압과 당뇨병을 앓으며 병원 치료를 받아
왔고 5년 전부터는 전립선 비대로 고생하고 있었습니다.

수용성규소(실리카)를 2017년 7월경 지인으로부터 소개받았으나
처음에는 믿지 못하여 복용을 망설였습니다. 관련 자료도 찾아보
고 또 여러 체험자의 사례를 경청하고 확인한 결과, 부작용을 발
견하지 못하고 오히려 건강에 도움이 됐다는 이야기를 여러분에게

들게 되었습니다.

수용성규소(실리카)에 관한 자료를 찾아보니 과학의 나라 독일에서는 까다롭기로 정평이 난 식품 의약품 검증 기준인 레호름에서 "규소는 인체에 가장 중요한 4대 영양소 중의 하나"라고 발표하였고 거의 모든 가정에서 상비약처럼 비치하고 있다고 합니다. 게다가 독일 건강 관련 제품 중 수년간 판매 1위를 기록하고 있습니다.

일본에서는 수용성규소(실리카)에 관한 체험 사례들이 회자되고 의사들이 임상에 성공하면서 많은 사회적 약자들이 사용하고 있습니다. 수용성규소(실리카)는 일본 후생노동성의 협조로 의료용수로 허가를 받아 의사들이 병원에서 치매, 암, 고혈압, 당뇨병 등 여러 가지 질환의 치료제로 사용하고 있음을 알 수 있습니다.

또 수용성규소(실리카)의 빛나는 효과를 입증한 임상 보고서들이 여러 권의 책으로 출간되어 있다는 사실도 확인했습니다.

이 같은 내용과 주변 사례를 검증한 후 확신을 하고 음용한 지 1개월 후부터 혈압과 당뇨가 조절되었습니다. 고통받던 전립선 질환도 증상이 완화되는 등 참으로 놀랄 만한 효과를 체험하며 지금도 즐거운 마음으로 음용하고 있습니다.

양해철 약사

양해철 약사는 국내 굴지의 약국, 병원, 제약회사 등에서 근무한 경력이 있는 뛰어난 약리학자입니다. 환자에게 화학요법보다 천연물을 활용한 치료요법을 권유하는 등 자연주의 처방을 지향하고 있습니다. 수용성규소(실리카)를 체험한 양 약사는 규소를 인류를 구원할 약재로 판단하고 보급에 앞장서고 있습니다. 카페, 블로그, 강연회 등을 통해 사회적 약자를 위한 봉사활동에 나서고 있습니다.

신비의 물질 규소

저는 약국, 병원, 제약회사 등에서 근무 중 많은 환자를 만나게 되면서 어떻게 하면 건강하게 살 수 있을까 늘 숙고하게 되었습니다. 저 자신도 건강한 체질은 아니었기 때문에 좋다는 것이 있다면 제 몸에 먼저 테스트를 해 보는 습관이 생겼지요.

그러다가 우연한 기회를 접하게 된 것이 수용성규소(실리카)입니다. 약사의 입장에서 보면 규소는 아주 흥미롭고 신비한 물질입니다. 평소에 약을 제조하면서도 환자의 고통 해소 이면에는 '약은 독'이라는 생각을 항상 가지고 있습니다.

이런 제 마음에 화답해 주는 영양소가 신비의 물질인 수용성규소(실리카)입니다. 수용성규소(실리카)의 신비는 마치 양파처럼 벗겨도 벗겨도 그 끝이 어디인지 헤아리지 못할 정도입니다.

많은 의과학자의 공통된 의견처럼 규소의 신비한 작용은 강력한 음이온의 방출로 귀결한다는 확신이 있습니다. 가령 암 투병 중인 사람이 음이온이 많은 숲속에서 생활하면서 치유되었다거나 음이온이 다량 방출되는 폭포 근처에서 사는 사람들에게서는 암 발생률이 현저히 낮다는 보고서의 통계가 이를 뒷받침합니다.

음이온이란 떠도는 입자 중에서도 매우 약한 전기를 띄는 입자입니다. 공기의 비타민이라 불리는 음이온은 생명 유지를 위해 모든 생명력을 지배하고 있습니다.

음이온은 삼림과 폭포 주변, 초원, 공원의 분수 근처, 해변 등에 존재하고 있으며 이러한 환경에 접촉하면 인간은 상쾌감과 휴식감을 느끼게 됩니다. 이상적인 음이온과 양이온의 밸런스는 '양이온 1:음이온 34' 정도로, 음이온이 절대 우위의 상태를 건강 상태라고 합니다. 이 균형이 깨져 '양이온 5:음이온 4'로 양이온이 약간만 우위의 상태가 되어도 질병이 생기는 것입니다.

음이온의 효과는 활성산소의 중화와 같은 중요한 작용 외에 일상생활에서 쉽게 접할 수 있습니다. 술의 주성분인 에틸알코올은 활성도가 높아 혀의 미뢰를 자극하므로 독한 맛을 느끼게 합니다. 음이온은 에틸알코올의 활성도를 중화시켜 자극을 최소화하므로 술맛이 부드러워집니다. 또 간에서 분해해야 할 에틸알콜의 독성을 미리 중화하여 다음 날 아세트알데히드의 부작용으로 인한 숙취를 예방합니다. 커피에 첨가해도 카페인의 활성화된 양이온을 중화시켜 쓴맛을 감소시킵니다.

이렇듯 음이온은 강력한 항산화작용(환원작용)을 통해 산성화된 인체를 중화시킬 수 있습니다. 그런데 음이온은 피부를 통해 85%, 호흡을 통해 15% 정도 흡수되므로 다량의 음이온 흡수를 위해서는 음이온 덩어리인 수용성규소(실리카)를 음용하는 것이 좋습니다.

인체에 가장 심대한 폐해를 주는 활성산소는 일반산소보다 거의 10,000배 이상의 힘(활성도)을 가지고 있어 체내에서 암세포나 외부로부터 침입한 바이러스 등을 격퇴하는 용감무쌍한 전사로 활약합니다. 그러나 그 힘이 너무 강해 적군과 아군을 구분하지 못하고 정상세포까지 공격하게 되는 극악무도한 존재가 되는 것입니다.

활성산소는 엄청난 양이온의 집단인 +800mv를 초과하는 산화력을 가지고 있습니다. 그러나 규소는 수소와 거의 동일한 강력한 음이온 집단으로 -400mv 이상의 강력한 환원력으로 활성산소를 무해한 산소로 환원시켜 산소의 체내 이용률을 높입니다.

면역력은 질병을 예방하고 치유하는 자연치유력이 근본으로, 생명과 직결됩니다. 면역력의 주역인 백혈구 중 T세포는 흉선(목 바로 밑 앞 가슴 부위에 위치하는 면역 기관)에서 약 100일 정도의 교육을 받고 강력한 면역력의 전사가 됩니다. 흉선은 신생아 때 성장을 시작하여 사춘기 때 최대의 크기로 성장하다가 성인이 되면서 흉선을 구성하고 있는 규소의 부족으로 점차 쇠퇴하여 80세 정도에는 흔적조차 없이 사라져 버립니다.

비장(지라)은 있어도 그만, 없어도 그만이라며 중요성을 특별히 인정받지 못하던 장기였지만 규소를 보충한 결과 비장의 면역세포가 증가하였다는 쥐 실험 결과가 발표된 바 있습니다. 인체에서 규소는 비장을 활성화하여 면역세포를 증산할 것이라는 추론이 힘을 얻고 있습니다.

최근 장관면역이 주목을 받고 있는데, 입으로부터 항문에 이르기까지 8~10㎡에 이르는 소화 기관의 장벽에는 인체의 약 60% 정도의 면역세포가 대기하며 활동하고 있습니다. 여기서 음식물이 통과하면서 영양물질과 독성물질을 순간적으로 판단하여 흡수 여부를 결정해야 하는 중대한 임무를 수행합니다. 장관면역에 영향을 주는 식이섬유는 탄수화물, 단백질, 지방, 비타민, 미네랄의 5대 영양소에 이어 제6대 영양소로 불리며, 이에 따라 규소의 중요성이 많은 사람에게 회자하고 있습니다.

오랫동안 식이섬유를 섭취하면 섬유질이 많아 장을 양호한 상태로 정리하기 때문에 건강에 좋다고만 알려져 왔습니다. 식이섬유가 인체에 좋은 이유는 식이섬유가 대부분 규소로 이루어졌기 때문이며 식이섬유를 섭취하는 것은 규소를 섭취하는 것과 같습니다. 규소의 음이온이 장내의 유해균 우위의 상태에서 유익균 우위의 환경을 만들어 주기 때문에 면역력이 높아지고 배변 활동도 좋아집니다. 식이섬유의 주요 성분이 규소이기 때문에 많은 양의 식이섬유를 먹을 수 없다면 수용성규소(실리카)를 보충하여 장관면역력을 높일 필요가 있습니다.

일본규소의과학회 학회장은 "제3의 눈이라고 불리며 사람의 초능력을 발휘하게 하는 송과체도 규소로 이루어졌고 세포에서 에너지를 내는 중요한 미토콘드리아의 건강 여부도 규소의 양으로 결정된다."라고 밝히고 있습니다. 또 "태아는 양수의 온도가 높아 병이 잘 안 걸리는데 이 양수의 온도 조절을 규소가 하고 있으므로 규소의 복용으로 체온을 올릴 수 있다."라고 말합니다.

혈액 내의 백혈구, 모세혈관도 규소로 이루어져 있으며 규소가 부족하면 혈액 관련 질환을 유발할 수 있고 중요한 산소 분압에도 규소가 영향을 줍니다.

그는 이어 "우리 몸의 토대를 이루는 콜라겐을 만드는 촉매의 역할도 규소의 역할이다."라며 규소는 사람의 건강과 아주 밀접한 관런이 있음을 역설하였습니다.

여기에 열거하지 않은 규소의 효능은 너무나도 많습니다. 수용성규소(실리카)는 아직 우리나라에서는 전인미답의 분야입니다. 하지만 독일이나 일본처럼 의료인들의 관심과 연구를 통해 수용성규소(실리카)가 널리 보급되어 의약품을 대신할 최고의 영양물질로 거듭나 인류의 건강에 이바지할 날이 반드시 도래하리라고 기대해 봅니다.

신이 주신 선물
수용성규소(실리카)

저는 늘 궁금했습니다. 『동의보감(東醫寶鑑)』의 의성 허준 선생께서 돌가루 '활석'을 난치병에 활용한 이유와 중국인과 일본인이 우리나라 특정 돌을 수입해 가는 이유를 말입니다. 한반도는 작은 나라이지만 땅심이 큰 국가입니다. 원기를 돋우는 단일 식품으로 세계 최고인 인삼의 약성을 보면 알 수 있습니다. 질 좋은 고려인삼은 활석(규석)이 풍부한 토지에서 많이 채집됩니다.

일제 강점기에 일본인들은 충주 지역에서 천여 명의 광부를 동원해 '활석'을 반출해 간 적이 있습니다. 그들은 우리나라 땅에서 숨 쉬고 있는 광물질 '활석'의 효능과 약리작용을 익히 알았던 겁니다.

위키백과에 따르면 활석의 주성분은 광물질 이산화규소(SiO_2)인데, 규소가 물에 녹아 있는 상태를 실리카(silica), 즉 수용성규소라고 합니다. 2003년 WHO(세계보건기구)가 물속 실리카를 인간에게 중요한 필수 영양물질로 규정하면서 각국 의과학계에서는 이와 관런한 연구가 활발하게 진행되고 있습니다.

저 또한 수년 전부터 수용성규소(실리카)를 접하고 긍정적인 효과와 함께 다양한 임상 사례를 연구하고 있습니다. 처음에는 많은 의구심을 갖고 사용해 보았으나 난치병 환자들의 개선 사례를 보면서 수용성규소(실리카)를 연구하게 된 겁니다. 영양학에서 인체 필수미네랄은 대부분 광물질을 지칭하지요!

수용성규소(실리카)는 신기하고 신비합니다. 45억 년 전 불안정했던 태초의 지구는 중력으로 인해 철과 니켈 같은 무거운 금속은 지구 중심으로 가라앉으며 핵을 만들었고 산소와 규소 같은 가벼운 원소들은 식물 등 유기물과 결합하면서 표면 위로 떠올랐다는 게 과학자들의 논리입니다. 현재 지각 무게의 약 28%를 차지하는 규소는 태초의 지구 물질을 고농축으로 담고 있는 거지요!

우리 인간에게 좋다고 하는 수정, 옥 등 보석류와 건강 제품에 활용되는 게르마늄, 맥반석, 일라이트 등의 구성 성분은 대부분이 규소입니다. 썩지 않는 물, 치유수, 성수 등 좋은 물의 과학적인 기준은 실리카 성분이 물에 녹아 있는 함량으로 평가되는 것 아닐까요? 인간은 거대한 암반 속에 태곳적부터 저장된 물을 좋은 생수라며 음용합니다.

실리카, 규소는 금속과 비금속 사이에 있어 다양한 화합물을 만들 수 있으며 다이아몬드와 같은 등축정계 구조로 되어 있습니다. 단단하지만 물에 자연 유리되며 광전자 분광학으로 이온화 에너지를 측정해 보면 '1차: 786.5kJ/mol, 2차: 1577.1kJ/mol, 3차: 3231.6kJ/mol'로 나타납니다.

규소 가루를 코로 흡입하지 않고 복용하는 것은 인체에 긍정적으로 작용하기에 각종 양약과 한의학에서는 광물성 규소(활석) 가루를 약재로 사용하고 있습니다. 정제된 활석 가루는 먹을 수 있다는 겁니다.

벼, 대나무, 선인장, 쇠뜨기 등 식물에도 규소가 다양한 형태로 존재합니다. 오용자 성신여자대학교 교수는 한국산 사초과 식물 12속 136종에 나타난 규소 형태를 확인한 바 있으며 김경식 전북대학교 교수도 벼 속 식물 17종에서 식물 규소체를 연구해 왔습니다.

해조류의 경우 프랑스 과학자들이 '해조류에서 추출된 생물학적으로 활성을 갖는 유기규소화합물 그리고 그 제조방법 및 사용방법' 특허를 출원해 놓는 등 해조류와 관련된 규소 추출에 대한 과학계의 관심은 높은 상태입니다.

그러나 식물과 해조류에서의 규소 추출은 미량이어서 액상 차 수준으로 평가받고 있습니다. 또 약성을 높이기 위해 타 물질과 결합하는 등 제조 공정이 분명하지 않은 상황입니다. 해양 국가 일본도 식물성규소 추출을 시도했다가 접은 사실이 있으며 현재는 광물질 규소농축액(수용성규소)이 주류를 이루고 있습니다.

규소의 긍정적인 작용은 생태계 보전을 위한 연구에서도 나타났습니다. 벨기에 앤트워프대 연구팀은 '하마 똥'에서 규소를 순환시켜 케냐 생태계를 유익하게 하는 운반자 역할을 발견하여 국제학술지 『사이언스 어드밴시스』에 2019년 5월 1일 자로 발표하기도 했습니다.

결국 '땅심'은 '규소의 힘'입니다.

수용성규소(실리카)는 과학이 만들어 낸 발명품으로, 인간의 면역력을 높여 질병으로부터 보호받는 필수 영양소이며 우리 몸의 에너지 체입니다.

발명가 신용 박사님은 국립 환경보건연구원에서 근무하셨고 평생을 수용성규소(실리카) 연구에 몰두하시다가 30여 년 전인 1992년에 국내 최초로 발명 특허를 취득하셨습니다. 규소의 불모지 한국에서 많은 어려움에 부닥치기도 하셨지만 "규소는 인간의 영적 진화와 육적 진화에 반드시 필요한 원소"라며 규소의 중요성을 강조하셨습니다.

세계 최초로 규석을 물에 용해시켜 농축액을 만들어 낸 신 박사

님께서는 "참으로 어렵고 지난한 길이지만 신이 인간들을 대표해서 내게 주신 천명이다."라며 소회를 밝히셨습니다.

신 박사님은 '일본규소의과학학회' 초청으로 일본을 방문한 자리에서 제조 방법을 공개하시면서 한·일 양국이 규소를 활용한 인간 건강, 신 산업 창출, 환경 문제 개선 방안 등을 교류할 것을 제안하셨습니다.

신 박사님은 "수용성규소(실리카)는 신이 인간에게 주신 마지막 선물"이라며 후학들이 인류 건강과 환경 개선에 앞장서 줄 것을 당부하셨습니다.

신이 주신 선물, 감사하고 소중하게 받겠습니다!

참고자료

1. Eisenberg, D. M., Kessler, R. C., Foster, C., Norlock, F. E., Calkins, D. R., and Delbanco, T. L. 1993. Unconventional medicine in the United States—prevalence, costs, and patterns of use. New England Journal of Medicine, 328(4): 246-252.

2. National Center for Complementary, and Alternative Medicine (US). 2004. The Use of Complementary and Alternative Medicine in the United States. NCCAM.

3. National Institutes of Health of the Director. 2005. Office of Budget, Budget Reporting and Legislative Branch. NIH.

4. Journal of Alzheimer's Disease. 2013. Vol. 33 No. 2: 423-430.

5. Shivani Sahni, Kelsey M. Mangano, Robert R. McLean, Marian T. Hannan & Douglas P. Kiel. 2015. Dietary Approaches for Bone Health: Lessons from the Framingham Osteoporosis Study. Nutrition, Exercise, and Lifestyle in Osteoporosis.Current Osteoporosis Reports volume 13: 245-255.

6. Jugdaohsingh, R., Tucker, K. L., Qiao, N., Cupples, L. A., Kiel, D. P., and Powell, J. J. 2004. Dietary silicon intake is positively associated with bone mineral density in men and premenopausal women of the Framingham Offspring cohort. Journal of Bone

and Mineral Research, 19(2): 297-307.

7. British Medical Journal.

8. Annals of Internal Medicine.

9. Gillette-Guyonnet, S., Andrieu, S., Nourhashemi, F., de La Gué-ronnieère, V., Grandjean, H., and Vellas, B. 2005. Cognitive impairment and composition of drinking water in women: findings of the EPIDOS Study. The American journal of clinical nutrition, 81(4): 897-902.

10. Birchall, J. D., and Chappell, J. S. 1988. The chemistry of aluminum and silicon in relation to Alzheimer's disease. Clinical Chemistry, 34(2): 265-267.

11. Trincă, L., Popescu, O., and Palamaru, I. 1999. Serum lipid picture of rabbits fed on silicate-supplemented atherogenic diet. Revista medico-chirurgicala a Societatii de Medici si Naturalisti din Iasi, 103(1-2): 99-102.

12. Mancinella, A. 1991. Silicon, a trace element essential for living organisms. Recent knowledge on its preventive role in atherosclerotic process, aging and neoplasms. La Clinica Terapeutica, 137(5): 343-350.

13. Rico, H., Gallego-Lago, J. L., Hernandez, E. R., Villa, L. F., Sanchez-Atrio, A., Seco, C., and Gervas, J. J. 2000. Effect of silicon supplement on osteopenia induced by ovariectomy in rats. Calcified Tissue International, 66(1): 53-55.

14. Silicon have Beneficial Effect on Bone and Connective Tissue, Journal Bone 43(2008), 596-606.

15. Birchall, J. D. 1995. The Esentiality of Silicon in Biology. Chemical Society Reviews, 24(5): 351-357.

16. Nasolodin, V. V., Rusin, V., and Vorob'ev, V. A. 1987. Zinc and silicon metabolism in highly trained athletes during heavy exercise. Voprosy pitaniia, (4): 37-39.

17. Ravin Jugdaohsingh et al. 2002. The American Journal of Clinical Nutrition, Volume 75, Issue 5: 887-893.

18. PLOS ONE. 2017. 9.

19. 정진형. 2017. 「보완대체의학 분야의 신 산업사회 일자리 창출방안」, 박사, 전주대학교 대학원.

20. 환경경영정보포털. 2011. "스위스 국민투표로 대체의학 인정", 글로벌 동향브리핑.

21. 호소이 무츠타카. 2013. "재생의료를 변화시키는 규소의 힘", 일본규소의료연구회. 도쿄.

22. 일본규소의료연구회. 2015. 『의사가 임상한 규소의 힘』. 도쿄.

23. 설경란. 2001. 「입원 암환자의 대체요법 사용 현황과 인식 및 만족정도 연구」, 석사, 경희대학교.

24. 이춘애, 박옥선, 최인정. 1998. 「암 환자의 건강보조식품 사용에 관한 실태 조사」, 중앙의학, 921-928.

25. 한국한의학연구원. 2001. 「한의약의 세계화 전략 방안연구」. 서울.

26. 연합뉴스. 2017. "모세혈관 손상, 우울증 위험". https://www.yna.co.kr/view/AKR20170602048100009.

27. 헬스조선. 2017. "녹내장, 모세혈관 손상과 관련 있다". http://m.health.chosun.com/article/article.html?contid=2017092701796.

28. 조은뉴스. 2017. "한국규사모연합회 창립총회". https://www.yna.co.kr/view/AKR20170602048100009.

29. EBS 세계테마기행. 2019. "동남아 소수민족 기행-돌 먹는마을 빈쭉".

https://www.youtube.com/watch?v=ttnUaCRaxjk.

30. 레저신문. 2019. "베트남 빈푹 럽탁마을, 돌을 캐서 먹는 사람들 '있다' '없다'". http://www.golftimes.co.kr/news/articleView. html?idxno=124868.

31. 한국지질자원연구원. 2015. "국내 식·의약품 점토광물 활용기술 개발", 미래창조과학부.

32. 한국광물자원공사. 2014. "동의보감에 광물이 수록되어 있다? 우리의 건강을 지켜주는 약용광물", KORES blog.

33. 포항테크노파크 정책연구소. 2017. "융복합산업화를 통한 산업 광물 의 고부가가치 방안에 관한연구", 산업통상자원부.

34. 김용환. 2013. 「고순도 몬모닐로나이트의 특징과 용도」, 한국 과학기술 정보연구원.

35. 한진. 2011. "미토콘드리아 기능 조절 질병 치료 전략", 인제대학교 심 혈관대사질환센터, 분자세포생물학 뉴스.

36. 박지원, 김동회. 2015. 「한의서에 기재된 광물 약재 및 아토피부염 활 용 외용성광물약재」, 난치성 면역 질환의 동서생명의학 연구센터, 대 전대학교 한의학과, 자원환경지질 제48호.

37. 윤강재 외. 2013. 「중국의 중약자원 관리현황과 세계화 전략」, 경제인 문사회연구회 중국종합연구 협동연구총서 13-45-01, 대외경제정책연 구원.

38. 서울경제. 2019. "먹고 바르는 광물, 벤토나이트".

39. 위키백과. 2020. https://ko.wikipedia.org/wiki/이산화규소.